世医陈辉清

SHIYI CHENHUIQING

ERKE LINZHENG JIYAO

儿科临证辑要

陈辉清 主审

陈红梅 主编

海峡出版发行集团 | 福建科学技术出版社
THE STRAITS PUBLISHING & DISTRIBUTING GROUP | FUJIAN SCIENCE & TECHNOLOGY PUBLISHING HOUSE

图书在版编目（CIP）数据

世医陈辉清儿科临证辑要 / 陈红梅主编. -- 福州：福建科学技术出版社, 2025. 2. -- ISBN 978-7-5335-7438-3

Ⅰ. R272

中国国家版本馆CIP数据核字第20243SY981号

出 版 人　郭　武
责任编辑　林　栩
装帧设计　刘　丽
责任校对　林峰光

世医陈辉清儿科临证辑要

主　　编　陈红梅
出版发行　福建科学技术出版社
社　　址　福州市东水路76号（邮编350001）
网　　址　www.fjstp.com
经　　销　福建新华发行（集团）有限责任公司
印　　刷　福建新华联合印务集团有限公司
开　　本　700毫米×1000毫米　1/16
印　　张　14
字　　数　139千字
插　　页　4
版　　次　2025年2月第1版
印　　次　2025年2月第1次印刷
书　　号　ISBN 978-7-5335-7438-3
定　　价　148.00元

书中如有印装质量问题，可直接向本社调换。

编委名单

主审简介

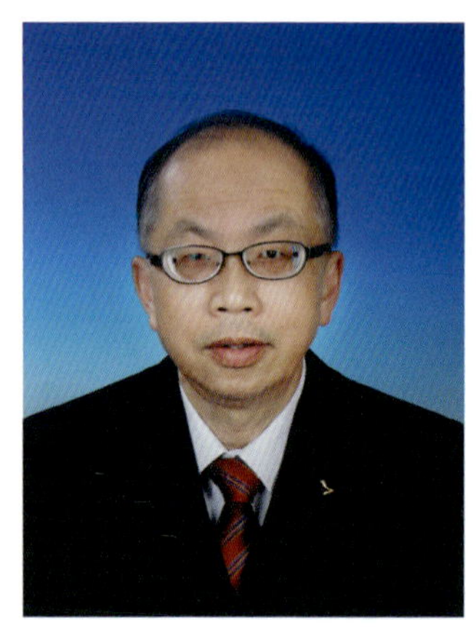

陈辉清，1945年出生，男，福建福州人。主任中医师，福建省名中医，福建省福州儿童医院原副院长。1970年8月毕业于福建中医学院中医学专业。

陈辉清出生于中医儿科世家，福州桂枝里陈氏中医儿科第七代传承人，陈氏中医儿科学术流派代表性继承人，福州市鼓楼区第二批非物质文化遗产代表性项目桂枝里陈氏中医儿科代表性传承人，2012年6月被确定为全国老中医药专家学术经验继承工作指导老师。先后担任福建省中医药学会儿科分会第三届、第四届副主任委员和名誉主任委员，第五届委员会顾问，福建省中医药学会传承研究分会常务委员，福州市中医药学会常务委员及第八届理事会顾问。曾获得“2001年度福建省卫生系统职业道德建设先进个人”、福州市五一奖章、福建省五一奖章、“福州市卫生系统优秀医生”称号等荣誉。

陈辉清秉承家训“幼吾幼以及人之幼”，重德爱幼，传承陈氏儿科，勤研《内》《难》，以固根基，学术倚重温病，又谙伤寒，广集验方草药，内外兼施，以增效用，形成桂枝里陈氏中医儿科的学术思想与临床特色。主要论著有《桂枝里陈氏儿科传薪录》，代表性论文有《小儿哮喘汗吐下论治举要》《僵龙汤治疗小儿哮喘50例疗效观察》《陈桐雨论治小儿泄泻掇要》。

主编简介

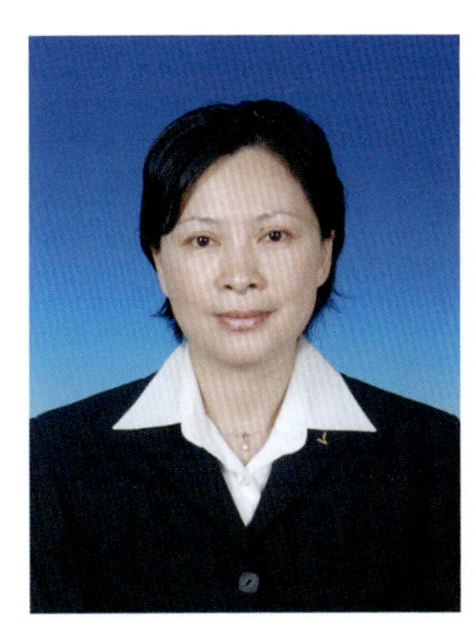

陈红梅，1966年出生，女，福建福州人。中医主任医师，从医30余年，第五批全国老中医药专家陈辉清学术经验继承人，桂枝里陈氏中医儿科第八代传承人。

现任中国人体健康科技促进会儿童中西医结合诊疗专业委员会常委，中国医师协会青春期健康与医学专业委员会青春期健康与医学中西医结合学组委员，福棠儿童医学发展研究中心中医儿科专业委员会委员，中华中医药学会儿科分会委员，福建省中医药学会儿科分会常委，福建省中医药学会脾胃分会、内科分会、舌象研究分会、络病分会委员，福建省中西医结合学会活血化瘀医学分会委员，福州市中医药学会常务理事，福州市医学会消化内镜学分会常委。

擅长中医儿科，尤其擅长小儿咳嗽、哮喘、鼻炎、功能性腹痛、厌食、腹泻、便秘、性早熟、青少年月经不调和痛经等的诊治，为《桂枝里陈氏儿科传薪录》副主编。主持课题有“陈氏罨脐散治疗小儿功能性再发性腹痛的临床研究”“加味温胆汤治疗小儿幽门螺杆菌相关性胃炎临床观察”；代表性论文有《中药治疗小儿外阴阴道炎疗效分析》《陈辉清主任活用温胆汤儿科临证撮要》《陈氏罨脐散治疗小儿功能性再发性腹痛的临床研究》等。

副主编简介

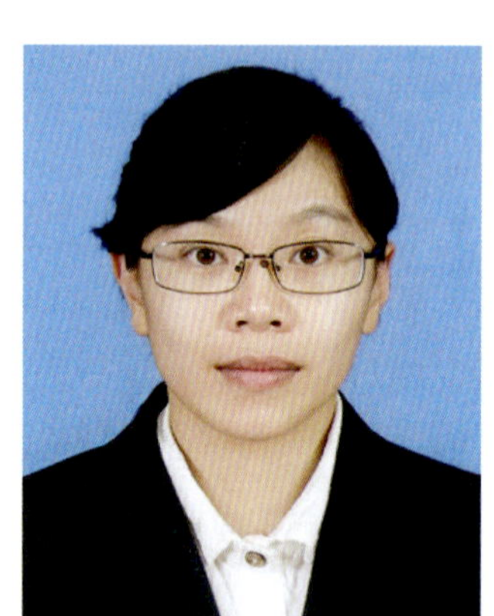

林洁琪，1989年出生，福建南平人。硕士研究生，主治医师，为全国老中医药专家陈辉清学术经验传承工作室成员。

现任中国人体健康科技促进会儿童中西医结合诊疗专业委员会委员，福建省中医药学会儿科分会、外治分会、脾胃分会委员。

擅长青少年月经失调和痛经、小儿腹痛、厌食、鼻炎、湿疹、慢性咳嗽的诊治，以及儿童生长发育期的调理。

序

PREFACE

《世医陈辉清儿科临证辑要》即将付梓，此乃全国老中医药专家陈辉清学术经验传承工作室的阶段性总结，亦为其继《桂枝里陈氏儿科传薪录》之后的又一力作，其躬耕杏林，硕果累累。余与辉清学长相知六十年有奇。缘于1961年余有幸列陈桐雨老师门墙，桂枝里陈氏世业儿科，人文炳焕，医采俊驰，声名远播，相承洎八世，历二百余年。吾师系第六代传人，辉清兄乃师尊之哲嗣，称谓“先生大哥”。今回首前尘，不胜青衿白发之感。辉清兄禀赋灵明，幼受家学浸润，耳濡目染，占尽先机，屯积深厚中医底蕴，家中环壁皆医史诗文珍本，他坐拥书城，手不释卷，浸润儒医风雅；后入福建中医学院攻读六年，饱饮中医经典，奠定坚实理论基石；五秩临床练就活幼深邃功力。堪称读三世之书，传六世之学，而今誉满杏林，舆颂盈衢，他奉“幼吾幼以及人之幼”家训为治医格言，德厚流光，业界病家皆赞其仁心妙术。他为人谦和，接物从无疾言厉色；同仁请益，多谆谆以诲，循循善诱；及其门者，如坐春风。儿科古称哑科，童稚罹病，口不能言，手不能指，言不足信，多啼哭而已，清兄视小儿无亲疏厚薄，必以精诚，四诊唯谨且审，笃信心微始会小儿心，故临诊尤其耐心、细微，慈祥的目光给人以温暖，亲切的问候给人以慰藉，诙谐的谈吐令患儿释怀，温柔的举止使小儿乐于配合，尽显名家独具的知识底蕴和医德情操；汇通中西，学识渊博，堪称医中师范。陈红梅主任医师，系陈辉清学术传承人，现为福州儿童医院中医科主任。近年余有幸与红梅主任在福州市儿科名中医馆共事，其精湛的医术，严谨的学风，外治疗法的推扬，均令同仁翕服。她尚任传承工作室负责人，师生配合默契，足踏实地，锲而不舍，负重传承，冬去春来，以不息为体，以日新为道，广搜未备，覃精研深，珠墨汇神，编纂是书，全篇无空泛之论，字字珠玑，实为当代理法俱备、方药简练、经验丰富、切于实用、凸现流派色彩之作。

第一章介绍桂枝里陈氏中医儿科世家，其代有传人，各领风骚，史乘所载，杏林众望。如三世医刚济救治知府周莲之子沉疴而饮誉八闽；四世医燮藩公于光绪二十八年任首届福州中医学会副会长；五世医笃初公1933年任“中央国医馆福建分馆”董事；六世医桐雨师尊，1945年任福建省中医师公会联合会理事，1958年任福州市人民医院儿科主任医师、科主任，1963年经福建省卫生厅评定为福建省名中医。前贤均名重当时，医林翘楚。陈氏诗书世其家，岐黄游于艺，医家奥旨，习儒最明，笃初公乃前清秀才，有医、诗、画、史四绝之誉，笔下朱竹意境不凡，潇洒飘逸，风致宛然，又不失挺拔劲健，为一代巨擘，工折枝，任讬社（诗社）社长，榕城骚客争相附之。参纂民国《福建通志》，闽省医界仅此一人，遗著有《还爽斋诗集》。先师桐雨先生，精治麻疹，驰誉闽中；擅治疑难杂症，屡起沉疴；他承继家学，博采众长，衷中参西，无畛域之见，著有《陈桐雨医案医话选集》。辉清学长，荣获福建省五一奖章，2018年被福建省卫健委评定为"福建省名中医"，父子均获殊荣，传为杏林佳话。今虽近杖朝之年，老骥奋蹄，医路前行，发扬家学，守正创新，为桂枝里陈氏中医儿科流派大纛的擎持者。

第二章介绍陈辉清学术特色和临床经验。陈氏家学奉钱乙为儿科正宗，以《小儿药证直诀》为活幼之真谛，全婴之规范。盖小儿疾病以脾胃病居多，辉清深谙医理，主张以胃气为本，善调脾胃，以求祥和。调脾注重行气，不忘疏肝以理脾，用药既防损伤小儿之脾阳，又时时注意保存小儿之胃液。既得仲阳精髓，又承天士要旨。他介绍陈氏秘学绝招，撷要传世验方，传承外治经验，且加减变化以研制外治制剂。岁月不败风华，传承历久弥新，集锦验方，琼瑶琅玕，灿然毕陈，国之瑰宝，世之传奇。

第三章为陈辉清临床医案，列感冒、咳嗽、哮喘、多发性抽动、肌无力、癫痫等常见病和疑难病二十四门，乃作者五十多年临床辛勤笔耕之集成。点点滴滴，珠墨汇神。学长平素积学储宝，临证文思泉涌，久经识炼，慧眼如炬，指下了然，活法圆机，遣药清灵，丝丝入扣。尤为业界所推颂的是，他方蠲大剂，药屏奇珍，少少许胜多多许，价低廉而效如桴鼓。唐代苏拯《医心》诗："古人医在心，心正药自真。"征之清兄，岂非旷代同符？近贤章太炎云："中医之成绩，医案最著。"梁任公曰："治学重实据。"因为中医学以经验为泉源，以疗效为首要。从医案学习入手，是学习学术之终南捷径。

第四章为学术传承，列辉清之门弟子及传承工作室诸成员学习心得。陈红梅主任撰写的《陈辉清主任医师儿科临证经验初探》一文，阐发老师小儿生理病理特点，发挥钱乙五脏证治学说，明医理，循常法，是辨证准绳，依法遣方为正道，分析论术，独具只眼，鞭辟入里。陈岚榕主任从难治性久咳着手，探析老师之"三因制宜"，注重中医整体观念，脏腑相关，分清标本虚实，调阴阳，理脏腑，求平衡，出奇而制胜，深得师门要领。林鹤、林洁琪、林雅蓉诸位主治医师，就老师治疗专病或遣方心得做总结。诸君策群力而研讨，汇众虑以研几，恭谨黾敏，恪尽职责，叙事周赡，论述谨严，成就斐然。"丹山万里桐花路，雏凤清于老凤声"，此乃老师对学生的期望与赞许。

第五章为育儿科普。一门科学的普及程度，关系到这门科学的盛衰。中国医药学是一个伟大宝库，只有让众多中医知识深入人心，发展中医才有坚实的基础。本章中西融会贯通，尤立足于发扬中医的宝贵经验。作者数十年心悟，娓娓道来防病治疗、卫生保健知识，通俗性、实用性均属上乘之作。

今陈辉清学长、陈红梅主任以新著飨余，并命作序，余有幸先睹名篇，是书有切合实用的学术价值，且凸显师门流派特色。王褒《洞策赋》云“良醰醰而有味”。龚自珍《己亥杂诗》：“本朝闽学自有派，文字醰醰多古情。”拜读之下，如饮浆啖蔗，久而弥甘，不胜倾倒。其经验大法将为杏林添色，以作治学之矩矱也。余预为作者贺，亦为童稚幸也。故不揣谫陋，略述琐言，以为之介。

是为序。

萧诏玮

甲辰孟夏于福州美山听雨斋

CONTENTS

目录

第一章 桂枝里陈氏中医儿科概况……1

第二章 陈辉清学术特色和临证经验……5

第一节　深谙医理，胃气为本……6
第二节　善调脾胃，以求祥和……7
第三节　治泻四要，清源固本……9
第四节　麻毒必透，善后护阴……14
第五节　尊崇伤寒温病，因地制宜……16
第六节　处方用药精当，适证不泥古……17

第三章 医案选介……19

第一节　感　冒……20
第二节　咳　嗽……29
第三节　哮　喘……40
第四节　鼻　衄……44

第五节　乳　蛾……………………………………45
第六节　喉　痹……………………………………46
第七节　顿　咳……………………………………48
第八节　夏季热……………………………………50
第九节　口　疮……………………………………52
第十节　舌　腐……………………………………54
第十一节　泄　泻…………………………………56
第十二节　腹　痛…………………………………60
第十三节　呕　吐…………………………………63
第十四节　厌　食…………………………………66
第十五节　积　滞…………………………………69
第十六节　呃　逆…………………………………70
第十七节　夜　啼…………………………………71
第十八节　汗　证…………………………………72
第十九节　多发性抽动症…………………………73
第二十节　五迟五软………………………………75
第二十一节　癫　痫………………………………77
第二十二节　玫瑰疹………………………………80
第二十三节　瘾　疹………………………………81
第二十四节　麻　疹………………………………83

第四章------学术传承……………………………99

第一节　陈辉清儿科临证经验初探………………100
第二节　陈辉清儿科临证活用温胆汤撮要………106
第三节　陈辉清治疗小儿感冒兼证举隅…………110
第四节　陈辉清治疗小儿慢性咳嗽经验拾萃……115
第五节　陈辉清论治小儿慢性咳嗽经验拾萃……122

第六节　陈辉清运用麻杏石甘汤治疗儿科病的经验……126
第七节　陈辉清活用补中益气汤加减治疗小儿五官疾患治验举隅……131
第八节　陈辉清治疗小儿皮疹经验撷要……136
第九节　陈辉清辨证治疗小儿荨麻疹经验……144

第五章　育儿科普……147

第一节　新生儿常见问题及护理……148
第二节　小儿常见口腔问题及处理……150
第三节　小儿外科常见问题及处理……152
第四节　小儿秋泻怎么办……154
第五节　小儿多汗是缺钙吗……156
第六节　儿童冬季保健有妙招……159
第七节　小儿中暑知多少……161
第八节　儿童也会得面瘫吗……163
第九节　中药煎煮方法及注意事项……165
第十节　水果的寒热温凉及食用宜忌……167

第一章

桂枝里陈氏中医儿科概况

桂枝里陈氏中医儿科始于清乾嘉年间，由先祖陈少邱公从祖籍河南固始迁至福建漳州，继移居福州，卜宅桂枝里，薪火相传八代，享盛誉两百余年，少邱子仕甡业医，传丽水医道大行，再传刚济，望重八闽，曾治愈巡抚之子重病获赠誉联“青囊三世泽，红杏万家春”，并为桂枝里医寓题匾“杏林山馆”。四世祖陈燮藩，精治痘疹，学养醇厚，齿德俱尊，清朝光绪二十八年（1902 年）福州首届中医学会成立，陈燮藩被公推为副会长，续任全民医药学会副会长，分管评议部。五世祖陈笃初，清光绪秀才，承家学，以儒通医，以儒医称世，1933 年任中央国医馆福建分馆董事，福州折枝诗社社长，龙津画菀朱竹画巨擘，医、诗、画、史四绝，岐黄游于艺。他自撰桂枝里医寓门联“门前老树不知岁，河上长流无尽时”，足证陈氏儿科源远流长，经世不衰。六世医陈桐雨，乃桂枝里陈氏中医儿科的佼佼者。17 岁（1926 年）随父行医，1930 年入福州中医学社深造 3 年，1935 年独立悬壶。1955~1957 年先后受聘于福建省人民医院和福州市人民医院（福州市中医院），1958 年舍私归公，进入福州市人民医院儿科，为科主任及主任中医师，是福州市中医院中医儿科的开山宗师，主持儿科工作 20 余年，1982 年殁。福建师范大学黄寿祺教授痛挽陈桐雨联“医学名家，生是儒医模范者；儿科圣手，殁作儿童保护神”。陈桐雨生前著《陈桐雨儿科医案医话选》，其学术传子辉光、辉清，传徒孙衡钦、叶天民、曾安、肖诏玮。开花散叶，今流传至第八代，陈辉清学术继承人为陈红梅、陈岚榕。

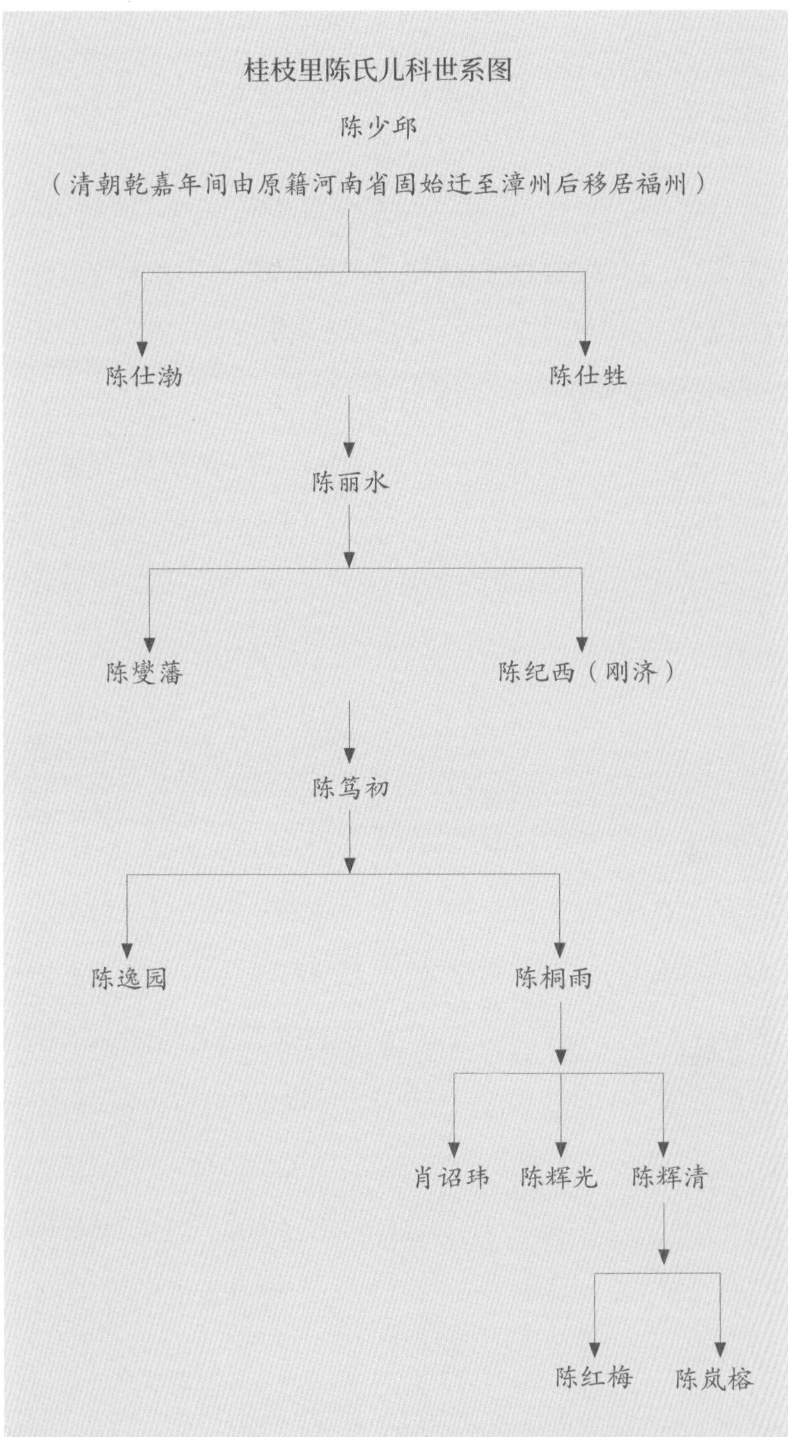
桂枝里陈氏儿科世系图
陈少邱
（清朝乾嘉年间由原籍河南省固始迁至漳州后移居福州）
陈仕渤
陈仕甡
陈丽水
陈燮藩
陈纪西（刚济）
陈笃初
陈逸园
陈桐雨
肖诏玮
陈辉光
陈辉清
陈红梅
陈岚榕

第二章

陈辉清学术特色和临证经验

 深谙医理，胃气为本

小儿生理病理特点是中医儿科基础理论的重要组成部分。小儿从出生到成年处于不断生长发育的过程，在生理、病理、病因等方面都具有自身的特点与规律，年龄越小越凸显。归纳起来，其生理特点主要表现为脏腑娇嫩、形气未充、生机蓬勃、发育迅速。病理特点主要表现为先天、外感、饮食内伤，易为积滞及意外因素所伤。为儿医者了解上述特点，正确认识与掌握这些特点，对预防保健、诊疗、康复极具指导意义。脾胃为气血生化之源，中宫健运，则能执中央以运四方，转精微濡百骸；而胃主受纳，性喜柔润，非阴柔不肯协和；脾健在运，不在补，小儿饮食不能自节，寒温不知自调，加之小儿任性，父辈溺爱，恣食辛辣、煎炸烤煿、甜食及冰品，伤食杂多，积滞尤多，脾失健运，积湿生痰，积、湿、痰、咳渐次而作。肺脾同病，临床最多见。在治疗上，在下之气不可一刻不升，在上之气不可一刻不降，儿科之治，倘不及时燮理脾胃，若中气一败则百药难施矣，主张活幼全婴，燮脾为先，动和相济，寒热勿偏，以健气血化生之源。小儿纯阳易热，六淫之气多从火化。“童稚身内三把火，气血表里须别甄，感寒迅从阳明传，饮食停留湿热蒸，杂症开口莫言虚，实热虚火仔细斟”。如小儿素体热盛，复感风寒，或气候乍热乍寒，先受温邪，渐为寒郁，虽感风寒，亦非一派表寒，常常外寒里热或化热化火，寒热夹杂，临证上要明辨。

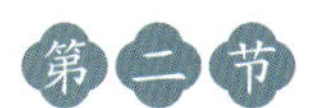

第二节 | 善调脾胃，以求祥和

脾为气血生化之源，职司运化，胃为水谷之海，乃脏腑之本源。儿科临床必须重视脾胃，而脾胃调治应注意以下几点。

一、疏肝以理脾

在调理脾胃的同时注重疏木化土。如厌食症，屡投消导不应者，往往是忽略了疏肝，宜用温胆汤加薄荷、神曲疏肝理脾。若妄用消导，徒予克伐而已；又如疳证，土虚易木乘，除脾虚见证外，尚兼烦吵、急躁易怒等，常在健脾基础上加用白芍、竹茹。

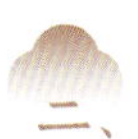

二、行气以运脾

治疗疳证口渴，不用甘凉养阴生津，反予甘平微温之品，擅用钱氏白术散疏通鼓舞，以“动”求胜，则脾胃健运，津液自生。

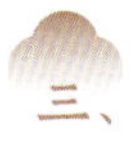

三、滋阴以养胃

胃主受纳，性喜柔润，非阴柔不肯协和，况小儿脾胃稚弱，易于化热，辛燥之品易伤津液。故治胃病重在润燥养阴，善用润燥启膈散以止吐、滋养阳土以柔金、滋养胃津以息风。临床上每以舌诊为辨证依据，阴虚者舌干而少苔。若舌质淡而无苔或呈现地图舌，当属气阴两虚。就新生儿、婴儿吐乳而言，朱震亨云：“呕吐久而诸药不纳者，此胃口伏火关格之病。”亦与程钟龄所言之胃脘枯槁相符。陈师以启膈散重用沙参润燥，若气虚加用西洋参，治疗先天性贲门失弛缓症及先天性肥厚性幽门狭窄均奏良效，使患孩免受手术之苦。

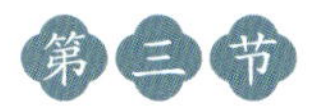

第三节 治泻四要，清源固本

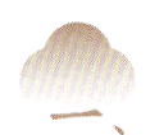

一、慎审细察病因

慎审病因，分而治之是治疗小儿泄泻的重要学术特点。小儿泄泻责之脾胃，但病因诸多，如外感邪气、内伤饮食、脾胃素弱、久泻及肾、先天不足、肾火不能温煦脾阳。父母溺爱，常食甜品，膏粱厚味，宿食内停，积滞由生，夏令贪凉，饮冷无度，食果充食，脾胃乃伤，致水反为湿，谷反为滞，泄泻作矣。因此，临证必须细察病因，分而治之。

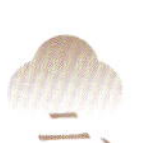

二、精准辨证诊断

小儿泄泻有常证与变证之别，病情有轻重之分。常证病轻，变证病重危。医生一定要识别病之轻重缓急。对小儿泄泻的辨证，要做到“一问二望三摸四定”：问病因，问便次，问进出量；望神态，望舌苔，望大便性状；摸皮肤，摸四肢，摸脘腹；定病因，定病性，定病情。同时应亲察粪便颜色、性状，甚至亲自闻其粪便之气味，收集直观的四诊证据。

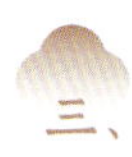
三、

确定大法依规处置

小儿泄泻论治要基于辨证基础之上，依据主型与兼症灵活分治，权衡加减。治疗上忌大热大寒，妄补壅塞，峻攻滥伐。切不可不求其因，见泻止泻。要中病即止，尤其要顾护胃气。辛热淡渗之品，多有伤阴之弊，勿用过量。健脾之法贵在运化，过于补益，亦能碍脾。固涩之品，必须在积去湿化之后使用，要掌握舌苔净、腹平软、身无热、小溲通四要点。攻伐荡涤之法，最伤脾，虽有积滞，也应消导和中。

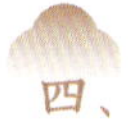
四、

治泻用药精准灵活

（一）苦甘药物治暴泻

陈师常用苦寒或甘寒法，以家传泻火救津汤拔其本，以清其源，热泻可止，阴津可复。泻火救津汤：石膏 24g，寒水石 15g，黄芩 6g，黄连 3g，芦根 30g，石斛 15g，甘草 3g。效果较好。

（二）外敷清热罨脐散

湿热致泻，邪热阻滞，中焦气机阻塞，每见泄泻无度，且见腹胀如鼓，小溲欠利，甚则不通，标本俱急。陈师常用清热罨脐散外敷脐部，有清热化湿、理气醒脾、斡旋气机、升清降浊之功，与内服药物之理并无二致，且消胀利尿之功甚捷。清热罨脐散：葱青 6g，豆豉 9g，玄明粉 15g，车前草 15g，砂仁 3g，田螺 3 枚，羊矢3枚，麝香（以冰片0.6g代替）。此方用时先置麝香或冰片于脐眼（神阙穴），余药共捣如泥，摊贴在纱布上。继以覆盖脐部，并用纱布固定，每次敷贴0.5~1h，一般施药20min后可出现肠鸣矢气，小便通利，腹胀渐解，必要时留置肛管以利排气。陈师认为本方有良好的调气宣郁、清热利水之功，常用于热泻腹胀及中毒性肠麻痹等症。敷于神阙，内连脾胃，稚儿腹壁皮肤嫩薄，易穿透弥散，且神阙属任脉，与诸经百脉相通，内连五脏六腑。《理瀹骈文》曰："中焦之病以药切细末，布包缚脐上，为第一要法。"

（三）寒热药物并用

根据寒、热孰轻孰重，调整寒温药物比例。由于小儿稚阳未充，稚阴未长，泄泻阴液受劫则伤阴，阴阳极易互损，治法应刚柔并济，投以党参、干姜、附子、熟地黄、枸杞子、石斛等药，寒热并用，阴阳双补。

（四）祛邪勿伤正

暴泻易致清气下陷，津气暴脱，甚或阴竭阳亡。暴泻传统治法不宜早用固涩，以免留邪。为防变于未然，若无明显眼窝凹陷，无明显腹胀，无论有尿无尿、口渴与否，及时选用固涩药，以消利兼涩法，运用世传验方神番车汤治疗，处方如下：神曲15g，番石榴皮15g，车前草15g，六一散10g，麦芽15g，山楂炭6g，香陈皮4.5g或加诃子4.5g。临证时若见舌红苔黄厚，可加凤尾草、铁苋菜，以清热祛湿；若苔白而厚，可加砂仁、苍术、白术，以燥湿运脾。本方祛邪不伤正，涩肠不留邪。

（五）久泻兼用祛瘀药

泻延日久，升降失调，气机逆乱，易致气滞血瘀。《医林改错》云“泻肚日久，百方不效，是总提瘀血过多”。临证见长期泄泻、面色晦暗者，不必悉具舌有瘀点、脉涩等指征，均可用活血祛瘀法，运用家传验方二术三棱汤治疗。二术三棱汤：莪术 4.5g，白术 6g，三棱 5g，丹参 9g。临证时若见脾气虚者，加党参 15g、芡实 15g、附子 4.5g；脾肾虚者，加淫羊藿 15g、补骨脂 9g、干姜 3g 等。三棱、莪术皆为化瘀血之要药；加丹参活血祛瘀，功同四物，与白术同用，乃久泻不忘健脾之意。

（六）运用食疗治泄泻

陈师临证擅用食物疗法治泄泻，其方法如下。

1. 用果子类药加工腌制治伤食泻

如余甘子卤：取新鲜余甘子置于瓷罐中，每铺一层余甘子，即均匀撒下少许精盐，至罐 2/3 为度，日久浸出卤汁，以陈年者为佳。1 岁以下每次 5ml，2 岁以上每次 10ml，口服，每天 2~3 次。本品统治百积，民谚云“一粒余甘四两油”，言其善祛油腻陈腐之积。果虎浸卤：制法、用法同上，适用于水果类积滞。

2. 泄泻可用扶脾散食疗

药用淮山药、莲子（去心）、茯苓、薏苡仁各 30g，研极细末，取适量以麦芽、谷芽煎汤，去渣取汁炖糊代食。此方堪属治泄泻食疗之妙品，且口感良好，小儿乐于接受。

（七）甄病因随症加减

伤食之泻，当分清为何种积滞。油腻所致，选用山楂、槟榔；

多食谷类选麦芽、谷芽；蛋类食滞重用鸡内金；风寒食滞焦曲必不可少。伴有恶心呕吐者，加姜汁竹茹、陈藕节；寒呕加丁香。久泻气陷、大肠失固加木瓜、乌梅以酸涩固肠；胃阴伤，唇干口渴，加石斛、乌梅以养胃生津；便下黏液，加二陈汤可收功。

第四节 麻毒必透，善后护阴

麻疹治疗注重望、切二诊，小儿证，变在瞬间，易虚易实，医生要精医理，勤临证，亲自看，动手摸，用鼻嗅，方能胸有成竹，不乱方寸。麻疹为阳毒，本火候，古谓麻疹喜辛凉，人人皆知，亦即常法，临床麻疹初期以宣透为先，使疹外发，辛凉解表；见形期则以宣透为主，兼以清凉解毒，以免余毒留恋；收涩期则甘寒滋阴善后。整个过程均忌辛温耗液之品。但麻疹变证的治疗应随证而变，而不是呆板拘泥。

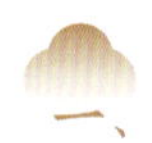

一、循肤摸疹，审察麻路

治疗麻疹必须审察麻路（即透疹与否）。如冬季天冷不必令患儿袒露身体，仅伸手，循肤抚摸，即可判断麻路所至，系陈师世传经验。如陈师曾断言一患孩麻路至膝，腹部疹朵密集，大腿稀疏，膝下无疹。其母哑然失笑，惊叹手触何能如此精确，遂当众自行给患儿解衣，诚如其言。

二、详察望疹，谨防变证

麻疹透发为顺，观察小儿两颧有无皮疹，可测知透疹如何，若两颧见疹，疹色红活，则疹门已开。若胸腹皮疹颇密，独两颧无疹，俗谓“白面痧”，则须防变证。麻疹一证，脏腑之伤，肺则尤甚，两颧无疹，面色苍白，色白属肺，须防邪毒内闭，肺脏生变，延成肺炎。

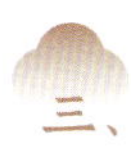

三、宣肺启咳，助疹外达

福州民谚云：“咳嗽一声，疹出一朵。”盖麻疹邪毒自口鼻而入，侵犯肺、脾二经，肺主皮毛，脾主肌肉，故疹子隐隐于皮肤之下，累累于肌肉之间。咳嗽可令皮毛疏松，有助麻疹外达，使邪有出路。临床上遇疹出不畅者，陈师常追问有无咳嗽，如无咳嗽者，常用陈皮启咳、麻黄宣肺、南山楂和中透疹。

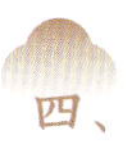

四、麻疹善后，慎用寒热

麻后宜凉，甘凉生津确为善后之法。陈师曾治一患儿麻疹收没3天，恣啖荔枝，见绕脐腹痛、吐蛔、烦躁口渴，望其舌红苔黄，按其脉数。系麻后火毒未清，复啖荔枝，一粒荔枝一盆火，致胃火炽盛，迫蛔上窜。投清热安蛔汤，加重石膏用量（100g），以冀火清蛔安。同日，遇一幼女麻疹后频服荸荠汁，始见便溏十余次，神疲肤冷，面色苍白，舌淡苔白，脉象沉细。陈师认为其出疹如期，收没及时，发热和缓，疹透热退，渐入佳境，仅须芦根、茅根代茶足可善后，怎奈过服寒凉，损伤中阳致泻，脾肾阳虚，急予附子理中汤。两童均为麻后症，一用石膏，一用附子，一壶冰水，一炉炭火，均获良效，证变法更，不可固执一方，应灵活应用。

 尊崇伤寒温病，因地制宜

医圣张仲景是我国伟大的中医学家，开辨证论治之先河。其所著《伤寒杂病论》，创立了伤寒六经辨证体系，奠定了理法方药的理论基础。陈师认为明伤寒之理，通三阴三阳的六经辨证，万病皆通，识病有定法，疗病有主方。同时陈辉清还十分推崇温病之学，认为小儿疾病阳热者居多，原因有四。其一，小儿有易热多火的病理特点，有“六气之邪，皆从火化，饮食停留，蕴蒸化热，惊恐内逼，五志动极皆阳”之说，可知小儿无论外感、伤食、情志等因素均易化热。其二，福州地处东南沿海，四周群山环抱，夏长冬短，属温暖湿润的亚热带季风气候。其三，榕地也受生态环境改变、全球气温普遍转暖的影响，近百年气候渐趋炎热。其四，福州为省会城市，人口密集，麻疹等阳热时邪易于流行。所以百余年来闽籍诸医家崇尚温病，所见略同。陈辉清对叶天士、吴鞠通、薛雪等温病学家的学术思想倍加赞赏，如银翘散、桑菊饮、沙参麦冬汤等清瘟养阴方为其常用方药。小儿温病传变迅速，病虽在卫分，但在将见到气分证时即投清气药，如石膏、竹叶、知母等；在治气分证时亦应投清营凉血药，如赤芍、生地黄、牡丹皮。此非引邪入里，实系防变在先。小儿生机旺盛，稚阴未长，治疗中要注意滋养津液，待表证一去，即加入天花粉、石斛、天冬、麦冬、沙参之类。热病伤津，筋失濡养，易动肝风，故应注意应用清热息风之药，如蝉蜕、钩藤、羚羊角等。

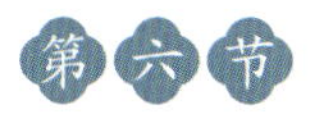 处方用药精当，适证不泥古

陈师认为，小儿脏气清灵，病因单纯，用药切当，则较成人更加易趋康复。药少而精的经方与灵活多变的时方相结合在儿科临床中运用，其疗效显著。只要能切中病机，或随证组方，都符合仲景“随证治之”的辨证论治精神。

在数以万计的方剂中，活用新用，创新方，增疗效。陈师处方多在九味之内，精而味少，组方合理，轻清圆活是遣药特点。最忌见一证加一药，堆积药品不成方。陈师常用方数十个：麻黄汤、桂枝汤、麻杏石甘汤、三拗汤、华盖散、大青龙汤、小青龙汤、葱豉汤、杏苏散、桑菊饮、银翘散、程氏柴葛解肌汤、荆防解毒散、升麻葛根汤、三承气汤、凉膈散、增液承气汤、小柴胡汤、四逆散、逍遥散、痛泻要方、半夏泻心汤、厚朴七物汤、防风通圣散、葛根芩连汤、竹叶石膏汤、栀子豉汤、清瘟败毒饮、黄连解毒汤、普济消毒饮、导赤散、泻白散、白头翁汤、香薷饮、清暑益气汤、藿香正气散、保和丸、木香槟榔丸、启膈散、四君子类方、四物汤、六味地黄汤、牡蛎散、缩泉丸、越鞠丸、苏子降气汤、平胃散、藿朴夏苓汤、沙参麦冬汤、二陈汤、止嗽散等。在这些方中，或单用或联合应用，也可由几方择其主症，选其主药形成药对，组成新方，依临床悟性，灵活应用。如常用之二陈汤，本为湿痰主法，若化裁得当，则风、寒、热、食、气郁诸痰及呕吐皆可通用，略集数方以见梗概：苏杏二陈、杏苏散、和胃二陈汤、桂附二陈、连茹二陈、

蒌贝二陈、海蛤二陈、二术二陈、楂曲二陈等。陈师习用榕医时方有如下。①枳桔蒡贝方（由枳壳、桔梗、牛蒡、川贝母等组成）：有宣络祛痰之功，用于痰阻胸闷者。②蒌贝竹枳方（由竹茹、枳壳、瓜蒌、川贝母等组成）：有降逆化气、清化热痰、消积润肠之功。③通解三焦方（由厚朴、白豆蔻仁、通草、郁金、苦杏、滑石组成）：用于湿壅热遏之发热绵绵，舌苔厚腻，纳呆，尿短等，治疗上汗之不能，下之不可，润之非法，惟有通解三焦一法，开其气，气化湿亦化，取苦辛温复苦辛淡之法，化秽浊而开郁。郁金宣上，白蔻畅中，通草泻下，湿重加佩兰、苍术，暑湿加藿香、厚朴，药后湿化热轻，逐改清热祛湿，临证多验。

第三章

医案选介

第一节 感冒

病案 1

刘某，男，7岁。

主诉：发热1天。

现病史：昨日始发热，体温最高38.3℃，伴畏冷，喷嚏，咽痛，头晕，恶心，腹痛，纳欠，二便正常。

查体：咽部充血，舌质红苔薄白，脉数。

诊断：感冒（风热证）。

治法：辛凉解表。

处方：银翘散加减。

金银花9g　连翘9g　葛根9g　淡豆豉9g
荆芥9g　芦根15g　龙舌草（卤地菊）15g　马勃9g
竹茹9g　半夏6g

3剂，水煎服。

按　本证由风热袭表，肺卫郁热，正邪交争，应辛凉以解表热。小儿为纯阳之体，患病多发为热病，或初为寒病，极易化热，拟方用药多属寒凉。小儿亦属稚阳之体，脾阳易损，用药应时时顾护脾阳，不宜过于寒凉，以保生生之气。银翘散凉而不寒，切中小儿的生理病理特点和发病的病因病机，临床宜广泛运用。

病案2

刘某，男，7岁。

主诉：发热4天。

现病史：患儿4日来，恶寒发热，体温38℃，鼻塞，流清涕，前额头痛连及两太阳穴，微咳，咽痛，痰白稀，纳减，自服“感冒清、力克舒”等，无效来诊。

查体：神清，咽部充血，查扁桃体Ⅱ度红肿，有脓栓，舌质红，苔薄白，双肺听诊无阳性体征，脉略数。

诊断：感冒（风热证）。

治法：祛风解表，清肺退热，化痰止咳。

处方：银翘散加减。

荆芥9g　防风9g　金银花9g　连翘9g

葛根9g　豆豉9g　龙舌草15g　马勃6g

重楼3g　大力子9g　白芷9g

3剂，水煎服。诸证皆除。

按 本例系风邪犯表，化热之寒热并重之感冒，有恶寒发热之症状并见，荆芥、防风、白芷辛温解表，金银花、连翘、葛根辛凉清肺，更加重楼、马勃、龙舌草等临床习用之清热解毒利咽之品，故取效甚笃。

病案3

陈某，男，4岁3个月。

主诉：发热1天。

现病史：患儿母亲感冒愈后二日，患儿发热39℃，微汗，咳嗽连作，夜甚，痰未咳出，涕少许，食欲不振，食量减少一半，大便溏，矢气频作，小便正常。

查体：舌苔薄白滑，脉缓，中脘微胀气，无压痛。

诊断：感冒（风热夹积证）。

治法：疏风解表，消积止咳。

处方：杏苏散加减。

紫苏叶6g　荆芥6g　厚朴6g　茯苓9g

煮半夏6g　前胡9g　毛柴胡6g　苦杏仁6g

枳壳6g　神曲12g

3剂，水煎服。热却，咳止，纳增。

按　此例系感冒夹食滞，外邪在表，食滞在里，以内外兼治的方法，效显，尚堪人意。

病案4

患儿陈某，男，6岁。

主诉：发热1日。

现病史：患儿发热，体温38.5℃，咽痛，咳嗽，痰未咳出，鼻塞，涕浓稠，吐水，无热，纳差，二便调。

查体：神清，咽红，双肺呼吸音粗，未闻及干湿性啰音，舌红苔黄，脉平。

诊断：感冒（风热证）。

治法：解表退热，清肺止咳。

处方：银翘散加减。

金银花 9g　连翘 9g　淡豆豉 9g　板蓝根 9g

紫花地丁 9g　神曲 15g　麦芽 15g　谷芽 15g

鸡内金 9g　辛夷花 9g　苍耳子 9g

3 剂，水煎服。

按　感冒是儿童常见疾病，一年四季常于冬春季节呈现流行性，该患儿发热、咳嗽，鼻塞，流脓涕，查体舌红苔黄，证属风热证，治以银翘散疏风解表退热，清肺止咳，方中金银花、连翘疏风清热，配合利咽止痛、消食之品以善后，发热患儿服药需增加服药频次，一日需服用 4~5 次，同时应将药渣熬后泡脚，配合物理降温，饮食上多饮米汤以保证津液的供应，忌食辛辣荤腥类。

病案 5

陈某，女，6 岁。

主诉：发热 1 天。

现病史：患儿其姐患流感初愈，患儿恶寒，无汗，头与眼窝疼痛，乏力，纳欠，便溏，尿如常。

查体：体温 39.0℃，咽部充血，心肺听诊无阳性体征，舌苔薄白，脉浮紧。

诊断：感冒（风寒证）。

治法：发汗散寒，辛温解表。

处方：葱豉汤加味。

葱白 9g　淡豆豉 9g　荆芥 3g　防风 3g

板蓝根 9g　紫苏叶 3g　白芷 5g

3 剂，水煎服。服 1 剂后微汗，热稍减，连服 2 剂，热退，诸恙随之告愈。

病案 6

林某，男，2 岁 6 个月。

主诉：发热 1 天。

现病史：患儿昨日出现发热，无汗呕吐，食减，腹胀，大便溏泄，尿少。

查体：舌苔微浊。

诊断：感冒（风寒夹积证）。

治法：祛风解表，消食化积。

处方：保和丸加减。

神曲 9g	山楂 3g	麦芽 15g	赤茯苓 9g
煮半夏 5g	陈皮 1.5g	莱菔子 3g	连翘 9g
紫苏叶 3g	薄荷 3g	防风 3g	

2 剂，水煎服。诸恙均安。

病案 7

程某，女，4 岁。

主诉：发热 2 天。

现病史：患儿发热，有汗，咳嗽，口渴，下利每日 3~4 次，泡沫样混有黏液，夹食物残渣，纳欠，小便短赤。

查体：肛温 38.9℃，心肺听诊无阳性体征，舌质红苔黄浊。

诊断：感冒（湿热证）。

治法：表里双解。

处方：葛根芩连汤加味。

葛根 6g　　黄芩 6g　　黄连 2g　　甘草 3g

泽泻 9g　　猪苓 9g　　赤苓 9g　　川贝母 5g

山楂肉 6g

3 剂，水煎服。诸恙均愈。

病案 8

陈某，女，3 岁。

主诉：发热 2 天。

现病史：患儿发热 2 天，咳嗽，喉间痰鸣，呼吸粗促，微汗，口渴，大便正常，尿赤。查血常规示白细胞 9×10^9/L，中性粒细胞 61%，淋巴细胞 39%。

查体：体温 39.4℃，舌质红，苔净。

诊断：感冒（风热证）。

治法：疏风清热，止咳化痰。

处方：麻杏石甘汤加味。

蜜麻黄 3g　　苦杏仁 3g　　生石膏 18g　　甘草 3g

黄芩 6g　　桑白皮 9g　　莱菔子 4.5g　　紫苏子 6g

3 剂，水煎服。连服 2 剂，热降（肛门温度 37.8℃），气平咳减，前方减量再服 1 剂告愈。

病案 9

刘某，女，2 岁。

主诉：发热 1 天。

现病史：患儿发热，无汗，喷嚏流涕，纳呆。

查体：体温 38.7℃，咽部充血，心肺听诊无阳性体征，舌质红，苔薄白。

诊断：感冒（风寒证）。

治法：疏风散寒。

处方：葱豉汤加味。

葱白 6g　豆豉 9g　前胡 3g　苦杏仁 3g
紫苏叶 3g　荆芥 3g　防风 3g　板蓝根 9g
白芷 3g

上方连服 2 剂告愈。

病案 10

高某，男，3 岁。

主诉：发热 2 天。

现病史：患儿发热，微汗，口渴，咳嗽痰黏，尿赤。

查体：体温 39.0℃，唇红，咽部充血，心肺听诊无阳性体征，舌质红微黄。

诊断：感冒（风热证）。

治法：疏风清热，止咳化痰。

处方：银翘散加减。

金银花 9g　连翘 9g　淡豆豉 9g　前胡 3g
荆芥 3g　苦杏仁 3g　薄荷 3g　淡竹叶 9g
板蓝根 9g　黄芩 6g

上方连服 2 剂，诸恙均愈。

按　祖国医学对于时令流行、外感风热、风寒之四时感冒，以及现代医学所称“流感”等，均统称为时感。中医对时感分型细，治法多，整体辨证，具有特色。流感一症，根据现代医学描述的临床表现为起病急，多高热，畏冷，可有头痛、背疼、四肢酸楚、疲乏等症，一般3~5日可愈，如有并发症，则迁延多日，每有大流行。普通感冒临床表现以上呼吸道感染为主。如嚏、涕、鼻塞、咳嗽等，全身症状较轻，且无大流行。祖国医学则统称时感，主要分风寒、风热两类，在患病过程中，每兼胃肠道症状或呼吸道症状，在论治方面，因其病在表，当以解表为主，属于风寒者，以辛温解表；属于风热者，以辛凉解表，结合临床兼症表现随症加减，效果尚堪人意。

病案 11

蔡某，女，6岁。

主诉：反复“感冒”1年余。

现病史：患儿近1年反复出现呼吸道感染，汗多，纳欠，大便溏。

查体：精神稍倦，面色少华，腹稍胀，舌淡苔薄白，脉数无力。

诊断：感冒（肺脾两虚证）。

治法：健脾益气，补肺固表。

处方：四君子汤合玉屏风散加减。

黄芪 12g　　防风 9g　　白术 6g　　太子参 9g

茯苓 12g　　苍术 6g　　炒麦芽 15g　　鸡内金 6g

炙甘草 5g

7剂，水煎服。

按 本病一年四季均可发生。《丹溪心法》方，功用益气、固表、止汗。治法健脾益气，补肺固表。用四君子汤合玉屏风散加减。方中黄芪补气固表，白术、太子参、茯苓健脾化湿，防风走表而御风邪，苍术燥湿健脾，炒麦芽、鸡内金开胃消食。补中有疏，散中寓补之功，共奏健脾益气、培土生金之效。

第二节 咳嗽

病案 1

叶某，女，4岁。

主诉：咳嗽3天。

现病史：咳嗽，痰白稀，夜间咳剧，纳可，二便如常。

查体：舌淡苔薄白，脉平。

诊断：咳嗽（风寒证）。

治法：疏风散寒，宣肺止咳。

处方：杏苏散加减。

紫苏叶 9g　苦杏仁 9g　陈皮 6g　白芥 9g

法半夏 6g　紫苏子 9g　旋覆花 6g　枇杷叶 9g

3剂，水煎服。

二诊：仍咳嗽，痰白稀，伴清涕，喷嚏。

旋覆花 6g　百部 9g　橘红 6g　白芷 9g

麻黄 3g　苦杏仁 6g　甘草 3g　紫苏子 9g

防风 9g

3剂，水煎服。3剂后咳嗽明显缓解。

按 本案系风寒咳嗽。小儿咳嗽的病因，主要为感受外邪，风为百病之长，风邪为患，首犯肺卫，肺侵络阻，气机不宣，清肃失司。治法为疏风散寒，宣肺止咳。二诊时，患儿风寒症状加重，故合用三拗汤加减。

病案 2

段某，男，2 岁。

主诉：咳嗽 1 周。

现病史：患儿 1 周前出现咳嗽，喉中痰鸣，夜间咳嗽加剧，呕吐少量淡黄色痰液，食纳差，大便干。

查体：咽后壁见少许滤泡，双肺呼吸音粗，闻及少许痰鸣音，舌淡苔白腻，指纹如常。

诊断：咳嗽（风热证）。

治法：清肺化痰止咳。

处方：小柴胡汤加减。

毛柴胡 6g　黄芩 9g　茯苓 9g　半夏 6g

鱼腥草 12g　前胡 9g　白前 9g　瓜蒌 15g

神曲 15g

3 剂，水煎服。

二诊：咳嗽减轻，痰减少。

陈皮 6g　半夏 6g　茯苓 9g　枳壳 6g

鸡内金 6g　前胡 9g　浙贝母 6g　甘草 3g

冬瓜仁 12g

3 剂，水煎服。服药后痊愈。

按　患儿咳嗽，喉中痰鸣，咳淡黄色痰，大便干，双肺呼吸音粗，闻及少许痰鸣音，舌淡苔白腻。证属痰热咳嗽。治法清肺化痰止咳。二诊时咳减，痰减少，双肺已无啰音，痰热得化，继续化痰止咳。大凡痰热咳为临床多见，清化痰涎，化痰顺气为先，气顺、痰行，咳自减，忌镇咳为先。

此例一、二诊均有应用润肠通便之瓜蒌或冬瓜仁，意在通腑涤痰，肺与大肠相表里，脏气通，肺气降，痰化咳平矣。临床上不少咳嗽患儿兼见便干便秘，应用通腑之法甚宜。

病案 3

林某，男，2岁6个月。

主诉：咳嗽半个月。

现病史：患儿半个月前出现咳嗽，阵发性咳，痰多，色黄黏稠，难以咳出，纳可，二便如常。查血常规示白细胞 7.85×10^9/L，淋巴细胞 46.8%，中性粒细胞 46.9%，血红蛋白 134g/L，血小板 401g/L。

查体：双侧扁桃体Ⅱ度肿大，咽部充血，舌红苔薄白。

诊断：咳嗽（痰热证）。

治法：清肺化痰止咳。

处方：银翘散加减。

金银花 9g　连翘 9g　白前 9g　苦杏仁 6g
桑白皮 9g　黄芩 9g　鱼腥草 15g　天竺黄 6g
甘草 3g

3剂，水煎服。咳嗽明显好转。

按　痰热咳嗽临床常见。清肺热化热痰，使邪热内盛得解，肺气降咳自止。汪昂曾云："热痰者，痰因火盛也，痰即有形之火，火即无形之痰，痰随火而升降，火引痰而横行变生诸证，不可纪极。"本例方用顺气、清热、化痰，使气顺则火降，热清则痰自清，痰清则火无可附，诸证自可解除。

病案 4

刘某，男，3岁。

主诉：反复咳嗽3个月。

现病史：患儿3个月前出现咳嗽，无痰，手足心热，食纳差，大便干。

查体：舌质红苔花剥，脉细弦。

诊断：咳嗽（阴虚证）。

治法：养阴润肺，兼清余热。

处方：清燥救肺汤加减。

麦冬9g　沙参9g　党参9g　五味子5g

桑叶9g　苦杏仁6g　火麻仁9g　阿胶6g（烊化冲服）

甘草3g

3剂，水煎服。咳嗽明显好转。

按　本例诊于秋风，病已3个月，系因久晴无雨，秋阳燥热，燥伤肺阴所致。凉燥为病多据《素问·至真要大论篇》“燥淫于内，当治以苦温，佐以甘辛”之旨清肺润燥。故用清燥救肺汤加减。

病案 5

吴某，男，6岁。

主诉：咳嗽10余日。

现病史：咳嗽，痰未咳出，鼻塞，涕浓稠，磨牙，无热，纳可，二便调。

查体：神清，咽红，双肺呼吸音粗，未闻及干湿性啰音，舌红苔黄，脉平。

诊断：咳嗽（风热证）。

治法：疏风解表，清肺止咳。

处方：银翘散加减。

金银花 9g　连翘 9g　蜜枇杷叶 9g　蜜百部 9g

桔梗 9g　甘草 4g　桑白皮 9g　沙参 9g

五味子 4g

5 剂，水煎服。

按　咳嗽是儿童常见疾病，常由感冒诱发，该患儿咳嗽，鼻塞，流脓涕，查体舌红苔黄，且磨牙，证属风热证，治以疏风解表，清肺止咳，方中金银花、连翘疏风清热，蜜枇杷叶、蜜百部、桔梗、甘草、桑白皮清热化痰止咳，患儿已经咳嗽 10 余日，热邪依然炽盛易伤阴，予以沙参滋养肺阴，五味子敛肺止咳减少肺气耗散。

病案 6

吴某，男，6 岁。

主诉：咳嗽 10 余日。

现病史：咳嗽，痰未咳出，纳差，无热，二便调。

查体：神清，咽红，双肺呼吸音粗，未闻及干湿性啰音，舌淡红苔白腻，脉平。

诊断：咳嗽（痰湿夹积证）。

治法：化痰止咳，消积除湿。

处方：二陈汤加减。

法半夏 6g　茯苓 9g　鸡内金 9g　陈皮 6g

神曲 15g　麦芽 15g　谷芽 15g　鱼腥草 15g

紫苏子 9g　　炒莱菔子 6g

5 剂，水煎服。

按　咳嗽是儿童常见疾病，常由感冒诱发，该患儿咳嗽，鼻塞，查体舌淡红苔白腻，且患儿一直胃纳不佳，证属痰湿夹积证，治以化痰止咳、消积除湿，方以二陈汤为底方化痰除湿止咳，佐以麦谷芽、神曲消食健胃。痰湿型咳嗽常常由于脾虚水湿不化，痰液囤积于肺造成，咳嗽痊愈后往往需要调理脾胃，增强健运功能以防复发。咳嗽为痰饮聚于胃，关于肺，小儿肺脾常不足，咳嗽日久更需考虑从脾论治。

病案 7

钟某，女，10 岁。

主诉：咳嗽 10 余日。

现病史：咳嗽，痰难以咳出，纳寐可，无热，二便调。

查体：神清，咽无充血，双肺呼吸音粗，未闻及干湿性啰音，舌淡红苔白腻，脉平。

诊断：咳嗽（痰湿证）。

治法：化痰止咳。

处方：金匮肾气丸加减。

法半夏 6g　　茯苓 15g　　鸡内金 9g　　陈皮 6g

枳壳 6g　　海浮石 15g　　天竺黄 6g　　鱼腥草 15g

甘草 3g

6 剂，水煎服。

按 咳嗽是儿童常见疾病，常由感冒诱发，该患儿咳嗽，痰难以咳出，查体舌淡红苔白腻，证属痰湿夹积证，治以化痰止咳。方以二陈汤为底方化痰除湿止咳，佐以海浮石软坚散结除顽痰以促进痰液排出。痰湿型咳嗽常常由于脾虚水湿不化，痰液囤积于肺造成，咳嗽痊愈后往往需要调理脾胃，增强健运功能以防复发。咳嗽为痰饮聚于胃，关于肺，小儿肺脾常不足，咳嗽日久更需考虑从脾论治。

病案 8

夏某，男，7岁。

主诉：咳嗽1月余。

现病史：患儿咳频逾月，暑月饮冷颇多，多汗，恶风，痰涕俱清稀，咳剧则呕吐，咳多下半夜至清晨，平素常遗尿，经中西医院辗转，予抗生素、抗病毒治疗及激素雾化吸入罔效。中医健脾化痰等亦未见起色，遂邀会诊。

查体：手足欠温，面色㿠白，唇色淡红、苔白。

诊断：咳嗽（下元虚寒证）。

治法：温阳散寒。

处方：六味地黄汤合二陈汤加减。

肉桂3g（冲服）	山茱萸6g	当归6g	白芍6g
白前6g	法半夏6g	细辛1g	

3剂，水煎服。

二诊：咳减，肢温。药已中的，遂续进3剂，病平复。

按 此证重点应是下元虚寒，表现为夜咳为甚，痰稀白，涕清稀，恶风，四肢不温，唇色无华，以下寒逆上犯肺，本在肾，标在肺，系肾之阳气虚损，投以温阳散寒、破阴寒凝痼，以期阳复血充，使阴霾渐散，肺气得平。此所谓“治咳非独治肺”“用热远热”在临床的灵活运用。

病案 9

陈某，男，3岁。

主诉：反复咳嗽9月。

现病史：患儿9个月前因淋雨受寒，出现咽痒、口干、咳嗽。曾多次就诊，症状反复。

查体：面目略微浮肿，双眼结膜充血，轻度眼袋，唇干红，咽部充血，舌质红苔花剥，舌苔薄黄，双肺呼吸音粗，未闻及啰音，脉弦数。

诊断：咳嗽（肺气阴亏虚证）。

治法：养阴补肺，疏散风邪，肃肺生津。

处方：加味桑杏汤加减。

桑叶 9g　苦杏仁 9g　白前 9g　沙参 9g

麦冬 9g　玄参 9g　五味子 4g　防风 9g

蝉蜕 6g　石斛 15g

6剂，水煎服。

二诊：咳疏，无痉咳及呛咳，口中和，咽痒咽干减，舌质转淡，苔薄白，脉缓。继服2周，病愈。

病案 10

陈某，男，8岁。

主诉：咳嗽10余日。

现病史：咳嗽，痰白，无鼻塞，无热，纳可，二便调。既往史：过敏性鼻炎。

查体：神清，咽无充血，双肺呼吸音粗，未闻及干湿性啰音，舌淡红苔薄白，脉平。

诊断：咳嗽（痰湿证）。

治法：健脾除湿、化痰止咳。

处方：二陈汤加减。

茯苓9g　陈皮6g　枳壳6g　厚朴6g

桔梗9g　枇杷叶9g　苦杏仁9g　前胡9g

4剂，水煎服。

按　咳嗽是儿童常见疾病，常由感冒诱发，该患儿咳嗽，查体舌淡红苔白腻，并无其他热象，证属痰湿夹积证，治以化痰止咳、消积除湿，方以二陈汤为底方化痰除湿止咳。痰湿型咳嗽常常由于脾虚水湿不化，痰液囤积于肺造成，咳嗽痊愈后往往需要调理脾胃增强健运功能以防复发。咳嗽为痰饮聚于胃，关于肺，小儿肺脾常不足，咳嗽日久更需考虑从脾论治。小儿体禀纯阳，六气易从火化，有化热倾向者应佐以清热。

病案11

唐某，女，10岁。

主诉：咳嗽4日。

现病史：咳嗽，痰黄白，无鼻塞，无热，纳可，二便调。

查体：神清，咽充血，双肺呼吸音粗，未闻及干湿性啰音，舌红苔薄白，脉数。

诊断：咳嗽（痰热证）。

治法：清热化痰，疏风止咳。

处方：清金降火汤加减。

橘红 6g　枳壳 6g　厚朴 6g　鱼腥草 15g

桔梗 9g　枇杷叶 9g　苦杏仁 9g　前胡 9g

甘草 3g　姜半夏 6g

5 剂，水煎服。

按　咳嗽是儿童常见疾病，常由感冒诱发，该患儿咳嗽，痰黄白，查体咽充血，舌红苔薄白，脉数，证属痰热证，治以清热化痰、疏风止咳。痰热型咳嗽忌口很重要，辛辣刺激甜腻滋补之品均会生痰，加重咳嗽，同时日常家长常给患儿服用的炖梨汤、枇杷膏均不适合痰热证患儿服用，需与家长说明，这样才能加速咳嗽的痊愈。小儿体禀纯阳，热病多见，外感后易入里化热，表现为涕黄、痰黄、咽红咳嗽、便干等证，治以清热化痰，银翘、胆南星、天竺黄、瓜蒌清热化痰，作用较强，故亦常用，其中瓜蒌兼有通便作用。桔梗为排脓要药，黄痰、黄涕亦可归为脓之一类，加用桔梗、甘草可加强疗效。

病案 12

陈某，男，8 岁。

主诉：咳嗽 2 日。

现病史：咳嗽，痰黄稠，鼻塞，涕黄绿，无热，纳可，二便调。

查体：神清，咽充血，双肺呼吸音粗，未闻及干湿性啰音，舌红苔黄腻，脉数。

诊断：咳嗽（痰热证）。

治法：清热化痰，疏风止咳。

处方：桑杏汤加减。

胆南星 6g	天竺黄 6g	枇杷叶 9g	桔梗 9g
苦杏仁 9g	前胡 9g	鱼腥草 15g	甘草 3g

7 剂，水煎服。

复方鲜竹沥汁 7.5ml，每天 2 次，服用 7 天。

按 咳嗽是儿童常见疾病，常由感冒诱发，该患儿咳嗽，痰黄稠，涕黄绿，查体咽充血，舌红苔黄腻，脉数，证属痰热证，治以温胆汤佐复方鲜竹沥汁清热化痰、疏风止咳。痰热型咳嗽忌口很重要，辛辣刺激甜腻滋补之品均会生痰，加重咳嗽，同时日常家长常给患儿服用的炖梨汤、枇杷膏均不适合痰热证患儿服用，均需与家长说明，这样才能加速咳嗽的痊愈。小儿体禀纯阳，六气易从火化，因而热病多见。从小儿药证直诀所创泻白散、泻黄散、导赤丸、泻青丸等名方中也可见小儿五脏所病多为热证，治疗以泻为主。清热化痰之时注意顾护脾胃。

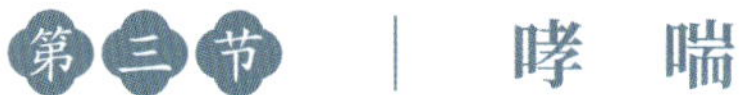

第三节 哮喘

病案 1

陈某，男，4 岁。

主诉：咳嗽 3 天。

现病史：患儿 3 天前出现咳嗽，阵发性咳嗽，喉中痰鸣，咳剧时呕吐少量白色黏稠痰液，伴气喘，能平卧，涕黄，鼻塞，食纳差，二便如常。既往有反复咳喘病史。

查体：咽部充血，双肺闻及喘鸣音，舌质红苔薄黄，脉数。

诊断：哮喘（热性哮喘证）。

治法：清肺涤痰，止咳平喘。

处方：麻杏石甘汤加减。

蜜麻黄 6g　苦杏仁 6g　石膏 12g　甘草 3g
浙贝母 6g　辛夷花 9g　紫苏子 9g　桑白皮 9g
黄芩 9g

3 剂，水煎服。

二诊：仍咳嗽，痰多黏稠，气喘明显缓解，喷嚏，鼻衄 1 次，干呕，食纳差，二便如常。

桑白皮 9g　黄芩 9g　枇杷叶 9g　苦杏仁 6g
前胡 9g　山楂 6g　鸡内金 6g　神曲 12g
鱼腥草 15g

3 剂，水煎服。3 剂后症状缓解，未再服药。

按 患儿咳嗽，喉中痰鸣，伴气喘，涕黄，咽充血，舌质红苔薄黄，双肺闻及喘鸣音，脉数。证属热性哮喘。治法为清肺涤痰，止咳平喘。蜜麻黄、苦杏仁、石膏宣肺清热，黄芩、浙贝母、桑白皮清肺泄热涤痰，紫苏子止咳平喘。二诊仍咳嗽，气喘明显缓解，双肺啰音消失，去麻黄、石膏、紫苏子，加鱼腥草、前胡、桑白皮加强清肺化痰之力。在国家中医药管理局发布的哮病诊断疗效标准中哮病主要分为发作期的冷哮、热哮、虚哮和缓解期的肺气亏虚、脾气亏虚、肾气亏虚等证型。历代医家对哮喘的辨证分型都提出了自己的观点。如汉代张仲景辨哮喘总属痰饮，提出“病痰饮者，当以温药和之”，其创制的射干麻黄汤、小青龙汤等均与痰饮有关；许叔微认为哮喘因“肺窍中积有冷痰”，故设紫金丹治哮喘；楼英在《医学纲目》中总结哮喘发作期分为内外皆寒及寒包热两型；李士材在《医宗必读》中说哮喘因于痰火内郁，风寒束表；《医宗金鉴》将哮喘分为寒、热、虚、实 4 类；还有医家以病因为依据分为风哮、痰哮、食哮、鱼腥哮、卤哮、糖哮等。

病案 2

郑某，男，9 岁。

主诉：反复咳喘 4 年余。

现病史：患儿自 5 岁始逢气候变化，尤其秋冬骤冷，咳嗽后继之喘，入夜加重，痰白稠难咳，喘甚不能平卧，胸闷，无过敏史，无哮喘家族史。

查体：神疲，咽部无充血，双肺闻及喘鸣音，舌质红苔薄白，脉弦。

诊断：喘证（肺脾气虚证）。

治法：助运脾胃，兼理阴精。

处方：膏方拟 1 个月量，方药如下。

黄芪 90g	党参 75g	白术 45g	茯苓 90g
当归 45g	陈皮 45g	半夏 60g	五味子 45g
桑椹 90g	黄精 90g	麦芽 150g	谷芽 150g
核桃仁 75g	甘草 45g		

加饴糖熬膏，制成每包 20 克。

复诊：近 2 年喘未发作，遂配上方继续使用，扶正固本。

病案 3

林某，女，13 岁。

主诉：反复咳喘 10 年余。

现病史：患儿由 2 岁起哮喘经常发作，曾用抗生素、脱敏、激素等治疗，虽能暂时缓解，但 10 余年来仍反复发作。

查体：形体瘦弱，面色少华，舌苔白滑，脉浮紧。

诊断：哮喘（寒性哮喘证）。

处方：小青龙汤。连服 2 剂，寒热罢，喘稍平，尚有心悸胸闷短气而咳，痰清食减，恶心喜呕，舌仍白滑，脉转弦滑，知外寒虽解，内饮未消，脾虚湿盛，水饮上凌心肺，遂转方苓桂术甘汤加白芥子、葶苈子、紫苏子以化饮降气，温运脾阳，进药 3 剂后诸恙渐安。乃根据无病时补脾肾之治则，嘱以日间吞服六君丸，夜间吞服肾气丸，遇有感冒及哮喘发作之时暂停服用，并兼饮食调理。以羊肉煮红糟加生姜两片及猪睾丸、人胎盘、鸡和鸭之肾交替常食，并注意起居饮食，追访数年未见复发，人亦渐胖，月经亦潮，已婚配生子。上述食疗，其食物含动物激素成分，纵有补益，也要避免过量，免生弊端。

按 哮喘是临床常见的疾病，在祖国医学中属于本虚，但常因气候影响、饮食不适引起，所以本病乃实中有虚、标实本虚之病，容易反复发作，多见于四五岁以上的小儿，但婴幼儿亦有之。按现代医学则称为变态反应性疾病，即过敏所致。祖国医学认为本病因寒痰凝结，肺气壅滞而成。笔者在临床上遇到不少此病，有由于本虚，饮食寒冷，脾湿生饮而凌肺；有由于风寒袭肺，肺寒饮生而生哮喘；有由于表寒外束内有蕴热（此型较少）而成斯疾。发作时症状多为标实，无发作时均为本虚，所以治则上有急则治标，缓时治本，即所谓有病时治其病，无病时补脾肾。在选方方面，治标多选用小青龙汤、大青龙汤、射干麻黄汤等方加减，治本则以六君子汤（或丸）、肾气丸以补脾肾，加饮食调之，效果稍可人意。

第四节 ｜ 鼻鼽

病案

姜某，男，3岁。

主诉：鼻塞1周，皮肤瘙痒3天。

现病史：鼻塞，涕浓稠，周身反复皮疹瘙痒，无咳嗽，无热，纳差，二便如常。既往有过敏性鼻炎。

查体：神清，咽红，舌红苔黄，脉平。

诊断：鼻鼽（风热夹湿证）。

治法：疏风解表，清热利湿。

处方：平胃散加减。

土茯苓 9g　白鲜皮 12g　千里光 9g　苍术 5g

茯苓 9g　神曲 15g　山楂 9g　鸡内金 9g

7剂，水煎服。

按 鼻鼽西医称过敏性鼻炎，一年四季均可发病，春秋季节尤其多发。该患儿鼻塞，流浓涕，查体舌红苔黄，且皮肤反复瘙痒，证属风热夹湿证，治以千里光疏风清热，白鲜皮、土茯苓清热利湿，苍术茯苓健脾祛湿，患儿纳差予山楂、神曲、鸡内金开胃消食。患儿首次就诊先予以祛邪为主，待症状控制后需继续调补脾胃，巩固疗效。小儿脏腑娇嫩，形气未充，成而未全，全而未壮，肺脾不足，易为外邪所伤，病程若久，适当辅以扶正之品，可收较好疗效。

第五节 乳蛾

病案

林某，女，9岁。

主诉：发热2天。

现病史：患儿2天前出现发热，体温最高39.0℃，伴咽痛，咳嗽，痰少，头晕，鼻塞，食纳差，大便干。

查体：咽部喉核红肿，舌质红，苔薄白，脉数。

诊断：乳蛾（风热犯咽证）。

治法：疏散风热，利咽消肿。

处方：银翘马勃散加减。

金银花9g　连翘9g　淡豆豉9g　龙舌草15g

马勃9g　荆芥9g　板蓝根9g　辛夷9g

3剂，水煎服。热退，咽痛缓解。

按　风热之邪循口鼻而入侵肺胃两经，咽喉首当其冲，邪热上攻咽关，郁结于喉核，脉络受阻，气血壅滞。乳蛾是小儿时期常见的肺系疾病之一，病机离不开火，治疗以清火利咽为主，当分实火、虚火。分别采用疏风清热、清热解毒、养阴润肺。在此基础上，辅助泻下法、针刺、血疗法、雾化吸入等其他疗法，也能取得较好疗效。

第六节 喉痹

病案 1

林某，女，1岁6个月。

主诉：发热1天。

现病史：患儿发热1天，体温38.2℃，大便干。

查体：精神稍倦，咽后壁散在灰白色疱疹，舌质红，舌苔微黄，脉数。

诊断：喉痹（风热证）。

治法：解毒利咽，养阴生津。

处方：银翘散加减。

金银花 9g　连翘 9g　淡豆豉 9g　板蓝根 9g
蒲公英 9g　龙舌草 9g　苏薄荷 6g　牛蒡子 6g
甘草 3g

3剂，水煎服。3剂后热退。

按　本病主要由于风热邪毒时发，或外感风寒入里化热，热毒上攻咽喉；或过食辛辣刺激食物，肠胃积热上蒸于咽喉，致邪热伤阴，火燥津枯，津枯则液涸无以上承，咽窍失养，黏膜干萎甚则炼液为痂，附于咽窍，发为本病。方中金银花甘寒，滋阴清热而不伤胃，配合连翘、板蓝根、薄荷、牛蒡子清热解毒、利咽消肿，现代药理研究认为，金银花、连翘、板蓝根均有抗菌和抗病毒作用；薄荷、牛蒡子疏风清热、利咽散结；淡豆豉解表、除烦；蒲公英清热解毒；龙舌草清热凉血、祛痰止咳。

病案 2

王某，男，12岁。

主诉：咳嗽3个月。

现病史：患儿干咳逾3个月，经治多方罔效，刻诊，干咳间作，咽痒不利，声嘶咽干，清咽频作。

查体：咽后壁滤泡增生、充血，唇干红，舌红少苔，脉平。

诊断：慢性喉痹（阴虚内热证）。

治法：养阴清热利咽。

处方：玄麦甘桔汤加减。

桔梗9g　甘草3g　牛蒡子9g　薄荷6g

玄参9g　龙舌草15g　马勃6g　蝉蜕6g

木蝴蝶9g　胖大海6g

6剂，水煎服。痊愈。

按 小儿喉痹，临床较为常见，表现为喉间灼痒，不痒不咳，干咳或少痰，咳声短促，或由喉间发出，多因风火燥所致，油烟或异味也是常见之诱发因素。咽喉为肺胃之门户，六淫外邪，咽喉首先累及。肺胃蕴热或是气阴两虚，虚火上炎，皆咽痒作咳，选用清轻宣利之品，微辛以开之，微苦以降之，以清肺之娇脏为治。不宜重浊厚味之药，施以龙舌草、马勃、蝉蜕、牛蒡子、板蓝根、薄荷、胖大海、玄参、木蝴蝶等，对肺阴不足壅热闭喉之证甚堪人意。

第七节 顿咳

病案

张某，女，10个月。

主诉：咳嗽半月。

现病史：患儿咳嗽半个月，呈痉挛性咳，多次连咳后出现屏气及发绀，昼轻夜重，痰白稀，伴喷嚏。

查体：双肺呼吸音稍粗，闻及少许痰鸣音，舌质淡，苔薄白，舌系带溃疡，指纹如常。

诊断：顿咳（风痰互结证）。

治法：祛风解痉，镇咳化痰。

处方：熊胆粉三厘冲服。

蜜麻黄5g　苦杏仁5g　石膏12g　甘草3g
紫苏子6g　葶苈子5g　炒莱菔子6g　僵蚕6g
地龙干6g　蝉蜕4g

7剂，水煎服。

二诊：咳减，痰减少，喷嚏，大便干。患儿咳嗽时间长，邪热痰火熏肺，肺之阴津耗伤，加百合、沙参滋阴润肺、化痰止咳。

百部9g　僵蚕6g　蝉蜕4g　百合9g
沙参9g　五味子3g　火麻仁9g　甘草3g

3剂，水煎服。

三诊：偶咳，痰白。

紫苏叶 6g　　白芷 5g　　紫苏子 6g　　陈皮 5g

半夏 6g　　茯苓 9g　　枳壳 5g　　甘草 3g

僵蚕 9g

4 剂，水煎服。

四诊，偶咳，痰少。

竹茹 9g　　半夏 6g　　枳壳 6g　　陈皮 6g

茯苓 9g　　甘草 3g　　瓜蒌 12g　　厚朴 5g

紫苏子 6g

3 剂，水煎服。

按　患儿咳嗽，痉挛性咳，多次连咳后出现屏气及发绀，昼轻夜重，舌系带溃疡。证属百日咳。治法为祛风解痉，镇咳化痰。方中熊胆粉清热解毒，祛风止痉；蜜麻黄辛温宣肺；苦杏仁化痰止咳；石膏清热泻火；紫苏子、葶苈子、炒莱菔子降逆化痰；僵蚕、地龙干解痉镇咳；蝉蜕息风止痉。现代医学提示僵蚕、地龙干、蝉蜕三药合用有舒张支气管平滑肌、缓解支气管痉挛、抗过敏等作用，可以解除气道痉挛，使肺管通利，从而达到止咳作用。恢复期因邪热痰火熏肺，肺之阴津耗伤，加百合、沙参滋阴润肺、化痰止咳。百日咳是外感百日咳杆菌引起的，侵入肺系，痰火交结气道，导致气道壅塞、肺气上逆。小儿肺常不足，易感时邪，年龄愈小，肺愈娇弱，愈易感外邪。

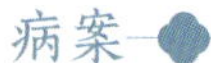

第八节 | 夏季热

病案

樊某，男，2 岁 7 个月。

主诉：发热 1 周。

现病史：患儿平素易感冒及消化不良，入伏以来，纳食欠馨，近日发热体温多在 39℃，恶热，皮肤灼人，无汗，午后热势更高，口渴引饮，小便清长频作，大便干结如羊屎状，寐欠安，辗转不安。于各医院采用退热、抗病毒治疗罔效。

查体：神清，两颧红，唇干，舌质红，舌苔少津，腹平软，无压痛。

诊断：夏季热（暑热证）。

治法：祛暑养阴退热。

处方：自拟夏热露加减。

金银花 9g　鲜金线莲 5g　鲜石斛 12g　扁豆花 6g
葛花 6g　鲜荷叶 12g　炒麦芽 9g　薏苡仁 12g

5 剂，水煎服，不拘时频服。服药 6 日后发热趋平，有些许出汗，口渴减轻，迭进 5 日，身热退尽，饮食如初。

按　小儿暑热证既伤阳亦伤阴，小儿稚阴稚阳，不耐暑热邪气，素禀羸弱，阴阳不济，故有高热、汗多、渴饮、溲少表现，故以苦温、芳香、淡渗之药正为合宜。民间尚取丝瓜络及西瓜翠衣煎汤代饮多有裨益。在空调未盛行的时代，家长多把患儿移居山区乡间，或用芭蕉叶当床而卧，对减轻高热有所帮助。现在使用空调降温，更有帮助，但暑热内灼，耗津伤气，仍需借助祛暑养阴药退热。人工降温当防寒邪复感，必须注意。

第九节 口疮

病案

陈某，女，1岁7个月。

主诉：流涎3天。

现病史：患儿流涎，口腔溃疡，纳欠，二便如常。

查体：咽部充血，舌尖、口腔黏膜见数个溃疡灶，舌质红苔薄白，脉数。

诊断：口疮（心火上炎证）。

治法：清心凉血，泻火解毒。

处方：导赤散加减。

竹叶9g　生地黄9g　栀子9g　木通3g

灯心草3g　甘草3g

3剂，水煎服。服药后病情痊愈。

按　口疮在《黄帝内经》中有“口糜”“口疮”“口疡”之称。但一般在习惯上将口中溃疡、范围局限、病情较轻者称为“口疮”。口中糜烂如腐，范围较大，病情较重者称为“口糜”。儿科常见之“口疮”有实虚之分。关于口疮病机，隋代《诸病源候论》中说：“手少阴，心之经也，心气通于舌；足太阴，脾之经也，脾气通于口。脏腑热盛，热乘心脾，气冲于口与舌，故令口舌生疮也，诊其脉，浮则为阳，阳数者，口生疮。”本例见症系心脾积热，方用导赤散加减，外治以冰硼散、西瓜霜、锡类散等。多吃新鲜水果蔬菜，勿进辛辣助火食品，保持口腔清洁卫生，是预防与调护的要领。

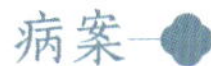 第十节 ｜ 舌腐

病案

林某，男，9岁。

主诉：口腔疼痛20余日。

现病史：患儿舌面及舌边深度溃疡20余日，极度疼痛，夜间疼痛影响睡眠，难进食，甚至喝水也致疼痛。

查体：舌淡红苔薄白，舌面溃疡约1.5cm×0.8cm×0.5cm，周边焮红，唇干，气池明显晦暗（平时睡眠相对偏少），脉平。

诊断：舌腐（心火上炎证）。

治法：清心泻脾。

处方：泻心导赤散加减。

太子参9g　茯苓9g　白术4g　灯心草3g

生地黄9g　淡豆豉9g　生栀子9g　竹叶9g

甘草3g　人中白5g

3剂，水煎服。锡类散调蜜外用。

二诊：症状显著改善，能进半流质饮食，疼痛减轻，寐尚安，大便正常，脉平。可见舌面溃疡缩小，为1.0cm×0.5cm×0.3cm，疮面色淡。药已中的，方不更张，4剂，锡类散加少许眼膏外用促其生肌。

三诊：舌疼痛减，舌面痒，大便略硬结，口渴减，已能进食软质食品，刻下见舌边溃疡已平复，舌面溃疡色淡，已无明显焮红，

舌尖淡红，脉平，唇干，喜饮。

麦冬 9g　沙参 9g　太子参 9g　黄连 3g
灯心草 3g　淡竹叶 9g　生地黄 9g　人中白 5g
牡丹皮 9g

5 剂，水煎服。

四诊：5 日后患儿家长电话来告，舌溃疡已愈，能正常饮水进食，舌无疼痛，精神如常，遵嘱以太子参 9g、铁皮石斛 12g，煎汤补益脾阴，服用 5 剂。

按　舌腐一证是指相关脏腑经络病变发于舌窍，或时疫邪毒直犯口舌而引起舌绛疼痛的一种病症，舌腐常可伴有舌体肿胀，灼热舌面可见疮疡，主症见舌体糜烂、溃疡，影响进食、饮水，甚至发生言语障碍。舌腐常见于现代医学的各种口炎，如阿弗他口炎、疱疹性口炎、药物过敏性口炎、急性感染性口炎、复发性口腔溃疡、舌乳头炎、正中菱形舌炎及灼口综合征，中医辨证有心脾积热、肺胃蕴热、心肝火灼、阴虚火旺、脾虚湿困等证型，临证辨证施治，方能中的。

第十一节 泄泻

病案 1

俞某，男，1 岁 1 个月。

主诉：呕吐、腹泻 1 天。

现病史：患儿昨始呕吐 6~7 次，进食后即吐，酸臭，排 5 次稀便，便中多泡沫，量少，无黏液血丝，小便正常。

查体：咽部稍充血，舌质淡苔白滑，指纹如常。

诊断：泄泻（风寒泻）。

治法：疏风散寒，燥湿止泻。

处方：藿香正气散加减。

藿香 9g　厚朴 6g　猪苓 9g　茯苓 9g
神曲 15g　山楂 6g　竹茹 9g　半夏 6g
麦芽 15g　谷芽 15g

3 剂，水煎服。

按　本案属于秋令风寒，湿邪为患，夹有积滞，影响脾胃运化，导致水液运化失常，升降失调，清浊不分而为泄泻。根据中医“无湿不成泻”的理论，祛湿法是治疗小儿泄泻的主要方法。芳香化湿类药物气味多辛散芳香，专入脾经，可去湿醒脾。

病案 2

姬某，男，3 岁。

主诉：腹泻 3 天。

现病史：患儿日排 4~5 次黄色稀水样便，量中，少许黏液，伴呕吐、发热，腹痛，尿量正常。

查体：咽部充血，腹胀，轻压痛，舌质淡红苔薄黄，脉数。

诊断：泄泻（湿热泻）。

治法：清肠祛热，化湿止泻。

处方：葛根芩连汤加减。

葛根 9g　黄芩 9g　竹茹 9g　半夏 6g

猪苓 9g　泽泻 9g　麦芽 15g　神曲 15g

青皮 6g　马齿苋 9g

3 剂，水煎服。服药后病情痊愈。

病案 3

陈某，男，3 岁。

主诉：腹泻 4 天。

现病史：患儿腹泻，日排 3~4 次黄色蛋花样便或水样便，泻下急迫，气味秽臭，发热，呕吐，食欲不振，小便短黄。

查体：腹稍胀，舌红苔薄白，指纹如常。

诊断：泄泻（湿热泻）。

治法：清肠解热，化湿止泻。

处方：葛根黄连黄芩汤加减。

葛根 6g　黄连 3g　黄芩 6g　神曲 12g

茯苓 9g　山楂 6g　麦芽 15g　谷芽 15g

车前子 15g

3 剂，水煎服。

二诊：热退，大便呈糊状。

茯苓 9g　淮山药 9g　炒麦芽 12g　炒谷芽 12g

鸡内金 6g　山楂 6g　苍术 5g　陈皮 4g

甘草 3g

3 剂，水煎服。

按　葛根芩连汤出自《伤寒论》，解表清里。本例表里兼证，外解肌表，内清肠胃之热，兼消食和胃，渗湿利水，诸证均可得解。引起小儿泄泻的原因，以感受外邪、内伤饮食及脾胃虚弱为多见。其主要病变均在脾胃。《素问·阴阳应象大论篇》说："湿胜则濡泄。"治疗上应以运脾化湿、升清止泻为基本原则。患者应适当控制饮食，减轻脾胃负担，忌食油腻、生冷及不易消化的食物。

病案 4

陈某，女，1 岁 3 个月。

主诉：反复腹泻 2 月余。

现病史：患儿腹泻 2 月余。大便呈稀糊状，色淡不臭，时轻时重。

查体：稍倦，腹稍胀、软，舌质淡苔白，指纹如常。

诊断：泄泻（脾虚泻）。

治法：健脾益气，升提止泻。

处方：参苓白术散加减。

太子参 6g　苍术 5g　茯苓 6g　白术 5g

厚朴 4g　木香 2g　炒麦谷芽各 9g　鸡内金 5g

甘草 2g

4 剂，水煎服。大便成形，排便次数减少。

按　患儿病程迁延，反复发作，系脾胃虚弱，清阳不升，纳运无权所致。引起小儿泄泻的原因，以感受外邪、内伤饮食及脾胃虚弱等为多见，病变均在于脾胃。《素问·阴阳应象大论篇》说："湿胜则濡泄。"因慢性腹泻常伴有营养不良和其他并发症，病情较为复杂，必须采取综合治疗措施，可适当补充微量元素和维生素，应用微生态调节剂和肠黏膜保护剂等。

第十二节 腹痛

病案 1

刘某，女，2岁。

主诉：腹痛2月余。

现病史：患儿腹痛绵绵，时作时止，无呕酸，纳减，大便正常。

查体：精神倦怠，舌质淡，苔薄白，有齿印，脉缓。

诊断：腹痛（脾胃虚寒证）。

治法：温中理脾，缓急止痛。

处方：参苓白术散加减。

党参 12g　　茯苓 15g　　白术 9g　　甘草 6g

木香 6g　　砂仁 6g　　青皮 9g　　半夏 6g

3剂，水煎服。症状明显缓解。

按 本例系脾阳不振，气血虚弱，脉络凝滞，气机不畅，不通而痛。治法为温中理脾，缓急止痛。方中党参、白术甘温补中，茯苓渗湿、健脾，炙甘草补脾益气、缓急止痛，木香、青皮行气、调中、止痛，砂仁化湿、行气、温中，半夏燥湿化痰、降逆。腹痛的治疗原则应以调理气机、疏通经络为主，通则不痛。

病案 2

林某，女，3岁。

主诉：腹痛 3 天。

现病史：患儿腹痛，疼痛拒按，纳欠。

查体：腹胀，苔厚腻。

诊断：腹痛（乳食积滞证）。

治法：消食导滞，行气止痛。

处方：枳术散加减。

枳实 6g　　槟榔 5g　　木香 4g　　神曲 12g

厚朴 6g　　麦芽 12g　　谷芽 12g

3 剂，水煎服。3 剂后腹痛缓解，食欲增加。

按　腹痛，疼痛拒按，纳欠，腹胀，苔厚腻，是乳食积滞的特征。小儿饮食不节，暴饮暴食，或过食不易消化的食物，以至损伤脾胃，食积中州，壅塞气机，升降失和，传化失职，因而发生腹胀、腹痛。方中木香、枳实、瓜蒌、槟榔理气行滞，神曲、麦芽、谷芽消食化积，厚朴行气、燥湿、消积。气行滞消，故其病自愈。

病案 3

丁某，男。10 岁。

主诉：反复腹痛 1~2 年。

现病史：患儿腹痛，多于进食后腹痛，查全腹 B 超示考虑肝内胆管结石可能。

查体：苔黄，腹部轻压痛。

诊断：腹痛（肝郁气滞证）。

治法：金铃子散加减。

毛柴胡 6g　白芍 12g　乌药 9g　川楝子 9g
延胡索 9g　鸡内金 9g　麦芽 15g　谷芽 15g
金钱草 15g

3 剂，水煎服。

按　中医认为胆石是由于外感六淫、七情内伤、饮食不节及虫积等导致肝气郁结、气滞血瘀及胆腑不通，影响胆汁输送，胆郁气滞则胆汁壅阻，郁滞结聚成胆石，故治疗原则以疏肝利胆、清热燥湿、通里攻下为主。方中毛柴胡、金钱草疏肝利胆，乌药、川楝子、延胡索行气止痛，鸡内金、炒麦芽、炒谷芽化石消积，白芍养血敛阴、柔肝止痛、平抑肝阳。

第十三节 呕 吐

病案 1

肖某，男，2 岁 8 个月。

主诉：反复呕吐 1~2 年。

现病史：患儿近 2 年反复呕吐，多于进食后出现，呕吐物酸臭，纳可，大便干。

查体：消瘦，舌淡红苔薄白，指纹紫滞。

诊断：呕吐（胃热气逆证）。

治法：清热和胃。

处方：温胆汤加减。

旋覆花 6g	代赭石 15g	竹茹 9g	半夏 6g
茯苓 9g	枳实 6g	浙贝母 6g	柿蒂 5g
丹参 9g	丁香 4g		

3 剂，水煎服。3 剂后呕吐次数明显减少。

按 证属胆胃不和，痰热内扰，气逆于上，用加味温胆汤。《医宗金鉴》："热吐之证，或因小儿过食煎煿之食，或因乳母过食厚味，以致热积胃内，遂令食入即吐……"

病案 2

李某，女，7 岁。

主诉：呃逆、干呕 2~3 年。

现病史：患儿近2年反复晨起呃逆、干呕，纳欠。

查体：舌质淡苔薄白，脉平。

诊断：呕吐（胃气上逆证）。

治法：和中降逆，健脾化痰。

处方：旋覆代赭汤加减。

旋覆花 6g　代赭石 15g　川贝母 4g　丹参 9g

荷叶蒂 6g　茯苓 12g　半夏 6g　大黄 2g

羊肚枣 9g

3剂，水煎服。

二诊：症状有所缓解，再服3剂后症状缓解。

按 小儿呕吐以婴幼儿较为常见，病因病机有乳食伤胃，外感犯胃，胃中蕴热（小儿过食辛热、厚味，积滞化热），脾胃虚寒，胃阴不足（病后气阴未复或汗、吐、下），肝气犯胃，跌仆惊恐等。本案采用旋覆代赭汤及启膈散（《医学心悟》）加减使用，降气行气。启膈散对小儿幽门痉挛致呕吐效果颇佳。

病案 3

王某，女，4岁9个月。

主诉：呕吐1天。

现病史：患儿呕吐1天，伴低热，胸闷，腹胀。

查体：稍倦，咽稍充血，舌质淡红，苔白浊，腹略胀、软，脉数。

诊断：呕吐（外感呕吐证）。

治法：解表化湿。

处方：藿朴夏苓汤加减。

藿香 9g	厚朴 6g	佩兰 9g	法半夏 6g
茯苓 9g	车前子 15g	苍术 6g	陈皮 6g
柿蒂 5g	竹茹 9g		

4 剂，水煎服。

按 由于气温偏差大，加之小儿稚阴稚阳、脾常不足的体质特点，故易感受外邪，脾失健运，内伤湿滞，使水谷不化为滞，主要病位在脾胃，本方中藿香芳香化湿，理气和中兼解表。

第十四节 厌食

病案 1

陈某，男，1岁8个月。

主诉：纳欠1年。

现病史：患儿近1年来反复不思饮食，时有嗳气，大便干。

查体：舌淡苔薄白，指纹如常。

诊断：厌食（脾失健运证）。

治法：疏肝理脾，运脾开胃。

处方：平胃散合四逆散加减。

苍术6g　　厚朴6g　　陈皮6g　　甘草3g

炒麦芽15g　　鸡内金6g　　山楂6g　　毛柴胡5g

枳实5g　　白芍5g

3剂，水煎服。3剂后食欲有所增加。再服3剂，食欲大增。

按　脾健不在补贵在运。以和为贵，以运为健。厌食与患儿情志变化、精神刺激、精神负担有关，肝主疏泄功能正常，是脾胃正常升降的重要条件。

病案 2

程某，女，2岁10个月。

主诉：厌食1年余。

现病史：患儿近1年来不思进食，食而不化，大便溏。

查体：形体消瘦，面色㿠白，头发稀疏，舌质淡，苔薄白，脉无力。

诊断：厌食（脾胃气虚证）。

治法：健脾益气，佐以助运。

处方：参苓白术散加减。

太子参 9g　茯苓 9g　白术 5g　炙甘草 3g

砂仁 3g　桔梗 6g　莲子 9g　薏苡仁 9g

芡实 9g　白扁豆 9g　鸡内金 9g

7 剂，水煎服。7 剂后食欲增加，建议再继续服 7 剂。

按 患儿厌食日久，脾胃之气受损，运纳失职，生化之源不足，故形体消瘦，面色㿠白，头发稀疏。治宜健脾益气，佐以助运。厌食是儿科常见病，一般预后良好，但长期不愈会气血不足，易于感受外邪，合并贫血，或缓慢消瘦，逐渐转为疳证。

病案 3

庄某，女，5 岁。

主诉：纳欠 4 年。

现病史：患儿自幼纳欠，消瘦、盗汗夜啼，烦躁易怒，大便干。

查体：面色少华，形体消瘦，头发欠润泽，舌苔薄白，脉平。

诊断：厌食（肝旺脾虚证）。

治法：疏肝运脾。

处方：四逆散加减。

毛柴胡 6g　白芍 6g　枳实 6g　大黄 2g

山楂 9g　　槟榔 6g　　竹叶 9g　　甘草 3g。

5 剂，水煎服。

按　小儿为稚阴稚阳之体，脏腑娇嫩，脾常不足，肝常有余，容易出现肝旺脾虚、脾胃失和。采用肝脾同治，疏肝理气，和胃健脾。

第十五节 | 积 滞

病案

宋某，女，5岁。

主诉：腹痛1天。

现病史：患儿昨日始胃脘胀满疼痛拒按，不思进食，大便未排。

查体：腹稍胀，脐周轻压痛，无反跳痛，肠鸣音稍活跃，舌淡苔薄白，脉数。

诊断：积滞（乳食内积证）。

治法：消食导滞，行气止痛。

处方：平胃散加减。

苍术6g　厚朴6g　茯苓9g　瓜蒌15

青皮9g　延胡索9g　川楝子9g　甘草3g

3剂，水煎服。2剂后腹痛缓解，食欲增加。

按 积滞常由小儿喂养不当，脾胃受伤，积滞不化所致。钱乙《小儿药证直诀》有“食不消”“胃气不和”等记载。临床一般分为“乳积”“食积”“气积”三类论治。

第十六节 呃逆

病案

陈某，女，4 岁。

主诉：反复呃逆半年。

现病史：患儿多于进食后出现呃逆，纳差，大小便正常。

查体：消瘦，舌淡苔白，脉弦。

诊断：呃逆（脾虚胃逆证）。

治法：补中益气，升清降浊。

处方：四君子汤加减。

明党参 9g　茯苓 12g　白术 9g　半夏 6g

黄连 3g　莲子 12g　旋覆花 6g　代赭石 15g

炙甘草 3g　柿蒂 5g

3 剂，水煎服。3 剂后症状明显缓解，食欲增加。

按　呃逆为临床常见症状之一，本案病之根本在于脾阳不升、胃气上逆，呃逆仅为表象。脾与胃互为表里，脾主升清，胃主降浊，脾虚及胃，则升降失司，浊气上逆，发为呃逆。病患之自我护理亦十分重要，饮食宜温、宜软、宜少食多餐，忌生冷、肥腻、辛辣、煎炸，尤须调畅情志，木达则土疏，升降有序，斯症方有望治愈。

第十七节 | 夜 啼

病案

林某，女，1 岁 2 个月。

主诉：夜啼 5 天。

现病史：患儿夜啼，哭声较响，哭时面赤唇红，烦躁不宁，食纳差，大便干。

查体：舌质红，苔薄白。

诊断：夜啼（心经积热证）。

治法：清心导赤，泻火安神。

处方：导赤散加减。

栀子 6g　竹叶 9g　生地黄 9g　灯心草 3g

木通 3g　甘草 3g　龙骨 18g　牡蛎 18g

3 剂，水煎服。症状明显好转。

按　先天禀赋或后天素体蕴热，心有积热，神明被扰。方中生地黄清热凉血，竹叶清心降火，栀子泻火除烦，木通利水通淋、泄热，灯心草利水通淋、清心除烦，引诸药入心经，龙骨、牡蛎平肝潜阳、镇静安神。

第十八节 | 汗 证

病案

叶某，女，6岁。

主诉：汗多1年。

现病史：患儿白天汗多，动辄尤甚，畏冷，背部怕冷，易患感冒。

查体：舌淡苔薄白，脉平。

诊断：汗证（肺卫不固证）。

治法：益气固表。

处方：玉屏风散合桂枝汤加减。

黄芪 9g　党参 9g　桂枝 4g　白芍 9g
红枣 9g　五味子 6g　煅龙骨 24g　煅牡蛎 24g
炙甘草 5g

5剂，水煎服。5剂后症状明显缓解。

按　本例肺卫不固之小儿汗证用玉屏风散合桂枝汤加减。小儿肌肤疏薄，若因病邪所侵或病后失调，或先天不足，致使卫气虚弱，表卫不固，腠理开泄，均可导致津液外泄而汗出。

第十九节 | 多发性抽动症

病案

涂某，女，9岁。

主诉：反复眨眼1年。

现病史：患儿近1年来反复眨眼，烦躁易怒，大便秘结，小便短赤。

查体：舌质红，苔薄白，脉弦数。

诊断：多发性抽动症（气郁化火证）。

治法：清肝泻火，息风镇惊。

处方：钩蝉汤加减。

钩藤 9g　白芍 9g　蝉蜕 5g　僵蚕 9g

菊花 9g　煅龙骨 30g　煅牡蛎 30g　天麻 12g

地龙干 9g　毛柴胡 9g

4剂，水煎服。

二诊：眨眼次数明显减少，修改处方如下。

毛柴胡 9g　白芍 9g　栀子 9g　菊花 9g

珍珠母 30g　蝉蜕 5g　天麻 12g　黄芩 9g

生地黄 12g

4剂，水煎服。4剂后眨眼完全缓解。

按 “人有五脏化五气，以生喜怒悲忧恐。”肝主疏泄，性喜条达。若情致失调，五脏失和，则气机不畅，郁久化火，引动肝风，上扰清窍，则见眨眼。抽动—秽语综合征又称多发性抽动症、冲动性肌痉挛，属于中医多从痰证、风证论治之抽搐、瘛疭、筋惕肉瞤，《幼科证治准绳》《小儿药证直诀》中均有描述，其病机多责之于肝风痰火胶结。

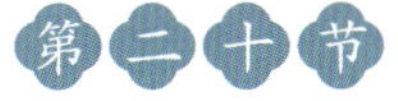

第二十节 | 五迟五软

病案

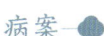

黄某，男，1岁6个月。

主诉：步态蹒跚、眼睑下垂2月。

现病史：患儿步态蹒跚、眼睑下垂，言语迟缓，认知差，纳欠，汗多，大便干。

查体：双侧眼睑下垂，舌质红，苔薄白。

诊断：五迟、五软（气阴两虚证）。

治法：健脾养心，补益气血。

处方：补中益气汤加减。

党参 9g	白术 5g	茯苓 9g	鸡内金 9g
炒麦芽 15g	炒谷芽 15g	升麻 6g	黄芪 9g
沙参 9g	玉竹 9g		

5剂，水煎服。

二诊：食欲增，大便干，余症状如上。上方减去玉竹，加神曲15g。

三诊：走路力气稍大些，纳增，寐欠安，大便干。

党参 9g	黄芪 9g	白术 5g	茯苓 9g
升麻 9g	淫羊藿 6g	鸡内金 9g	麦芽 15g
瓜蒌仁 9g	炙甘草 5g		

四诊：步态正常，会骑车，纳常，守上方，10天。

按 本案系属气阴两虚。脾虚运化失司，故见纳差；脾主四肢，四肢失其濡润滋养，则见四肢无力；言为心声，脑为髓海，心气不足，肾精不充，髓海不足，言语迟缓。

第二十一节 癫痫

病案

陈某，男，6岁。

主诉：手足抽搐时作半年。

现病史：患儿初生10个月起，渐发惊搐，最近3个月发作愈频，最近一次于2014年11月9日突发手足抽搐，晕仆约2min，喉痰鸣响，纳可，汗多，平素痰多，大便软。其为早产儿，分娩出生后哭声极低，有癫痫家族史。

查体：形瘦质薄，面色苍白，咽不红，双肺呼吸音清，舌质淡红，苔薄白，脉平，指纹如常，耳郭软薄白。

诊断：癫痫（风痰入络证）。

治法：健脾豁痰，平肝息风。

处方：温胆汤加减。

黄芪9g　白术5g　茯苓9g　炙甘草4g
煅龙骨20g　煅牡蛎20g　赤芍9g　制陈皮6g
半夏6g　竹茹9g　甘草3g　白芍9g

4剂，水煎服。

二诊：癫痫未发作，痰稍减少，纳可，汗多，二便如常。

太子参9g　白术5g　茯苓9g　炙甘草4g
煅龙骨20g　煅牡蛎20g　钩藤6g　蝉蜕6g
天麻6g　半夏6g　地龙6g

7剂，水煎服。

三诊：癫痫未发作，无痰，纳食稍差，汗多，二便如常。

太子参9g　白术5g　茯苓9g　炙甘草4g
生龙骨18g　生牡蛎18g　钩藤6g　蝉蜕6g
天麻6g　白芍6g　山茱萸5g

7剂，水煎服。

四诊：癫痫未发作，近日喜哭，易惊，纳食稍差，二便如常。

太子参9g　白术5g　茯苓9g　炙甘草4g
生龙骨18g　生牡蛎18g　钩藤6g　蝉蜕6g
僵蚕9g　白芍9g　山茱萸5g　熟地黄9g

7剂，水煎服。

五诊：癫痫至今未发作，认知可，流少许黏涕，偶咳嗽，纳可，二便如常。

太子参9g　白术5g　茯苓9g　炙甘草4g
钩藤6g　蝉蜕6g　僵蚕9g　白芍9g
毛柴胡6g　前胡6g　苦杏仁6g　熟地黄9g
地龙9g

7剂，水煎服，每日1剂。随访癫痫至今未发作。

按　痫乃痰疾，明代楼英《医学纲目》指出："癫痫者，痰邪逆上也。"明代万全《幼科发挥》指出："心主惊……惊则伤神……小儿神志怯弱，有所惊恐，则神志失守而成痫矣。"然小儿脏腑娇嫩，气血未充，神气未实，易因邪袭而动痰，致心气逆乱，血滞络塞，痰蒙心窍，阴阳不相顺接，遂成痫证。痫证发作时以标实为主，发作后本虚标实。

痫为痰浊所动而发，故豁痰顺气为临床必用之法，可选用制陈皮、半夏、竹茹、胆南星、天竺黄、石菖蒲等药。其次痰浊阻络生风，故用息风定痫之法，可选用钩藤、蝉蜕、僵蚕、地龙、天麻、龙骨、牡蛎等药。而治本之法在于扶助正气，巩固疗效，根治痼疾，故选用太子参、白术、茯苓、黄芪、熟地黄、山茱萸等补虚固本。

第二十二节 玫瑰疹

病案

叶某，男，6 个月。

主诉：发热 4 天，皮疹 1 天。

现病史：患儿 4 天前出现发热，体温最高 39.3℃。第四天热退，全身出现玫瑰色皮疹，纳食一般，二便正常。

查体：咽充血，全身散在玫瑰色皮疹，高出皮肤，压之褪色。舌红，苔薄白，指纹如常。

诊断：玫瑰疹（毒透肌肤证）。

治法：疏风清热，解毒止痒。

处方：银翘散加减。

金银花 9g　连翘 9g　板蓝根 9g　蒲公英 9g

龙舌草 12g　菊花 9g　毛柴胡 5g　地肤子 9g

土茯苓 9g　黄芩 6g

3 剂，水煎服。

按　幼儿急疹是婴幼儿期常见的发疹性急性传染病，以病毒性可能性大。邪由口鼻而入，侵袭肺胃，郁于肌表，与气血相搏，正邪相争，热蕴肺胃，正气抗邪，时邪出于肺卫，疹透于肌肤，邪毒外泄，发为皮疹。治宜疏风清热，解毒止痒。

第二十三节 瘾疹

病案

林某，女，3岁3个月。

主诉：皮疹4天。

现病史：患儿4天前出现皮疹，瘙痒，时隐时发，无发热，纳可，二便正常。

查体：全身见红色皮疹，高出皮肤，压之褪色，咽稍充血，舌质红，苔薄白，脉平。

诊断：瘾疹（湿热证）。

治法：清热除湿，祛风止痒。

处方：五味消毒饮加减。

地肤子9g　土茯苓9g　白鲜皮9g　苍耳子9g

蝉蜕4g　天葵子6g　鬼针草9g　野菊花9g

甘草3g

3剂，水煎服。3剂后皮疹消退。

按　荨麻疹中医称为“瘾疹”，瘾疹病名首见于《黄帝内经》，其发病如《圣济总录》所说“盖身体风瘙而痒，瘙之隐隐而起者是也”。《小儿卫生总微论方》对其病因病机和临床表现论述更为详细：“风疾瘾疹者，小儿肌肤嫩，血气微弱，因暖衣而腠理疏开，或天暄而津液汗出，忽为风邪所干，搏于血气，藏流于皮肤之间，相连而生。其状如生姜片，轻者名曰风斑，不致改色；重者名曰瘾疹，改赤紫色，发瘙痒，搔之不解，甚者使人心神闷乱。”本病以周身皮肤突然瘙痒起疹块为特征，时隐时发。其病因不外乎外风、内风两种，外风有风寒、风热、风湿等不同；内风可由胃肠风湿热所起，或由心肺郁热、肾虚内热、肝火及气血虚亏等原因所生，内外合邪而致病者较为多见。本方以清热除湿，祛风止痒为主。

第二十四节 麻疹

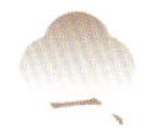

一、麻疹不透

（一）寒隐喘急

病案

陈某，女，4 岁。

主诉：发热 5 天。

现病史：母代诉：自患儿 5 天前淋雨而起发热咳嗽、流涕、打喷嚏，曾请邻乡医师治疗。麻疹隐约不透已经两天，夜来病症加剧，又经医师注射抗生素及内服药（何药不详）治疗，未见显效，今早来院急诊，查血常规示白细胞 18×10^9/L，中性粒细胞 80%，淋巴细胞 20%。

查体：舌苔白滑，脉浮紧。两肺均可闻及干湿啰音，科氏斑明显。

诊断：麻疹（寒隐喘急证）。

治法：辛温解表，发汗散寒。

处方：麻黄汤加减。

蜜麻黄 3g　桂枝 2g　苦杏仁 3g　甘草 3g

3 剂，水煎服。

按 盖肺合皮毛，今因寒邪外束，肺气不宣，疹毒内郁无从外达。故发热无汗，恶寒不渴。肺为清虚之脏，又为娇脏，一受邪干，清肃无权，腠理闭塞，肺气上逆发为喘咳。无汗而喘乃为风寒表证，手足微厥乃为阳气不得敷布肢末，舌苔白滑、脉浮紧更为表寒之征。寒为阴邪，今尚在表，治病者当从《黄帝内经》“其在皮者，汗而发之”之义，以麻黄汤汗之，散之使阳得升则阴邪随汗而散，肌表随汗而松，疹能外达则内可安。惟桂枝性烈，应慎用、少用，并宜中病即止。

二诊：昨日药后，汗出热减，体温38℃（肛温），手足转温，疹朵已现至腿，疹色红活，唯咳嗽尚艰，气喘、鼻煽尚未大平，且兼口渴尿赤，大便尚可，舌苔微黄，脉转浮数。乃是表寒已解，疹毒未尽，肺经蕴热尚未清化。治法宜辛凉透表，疏外清内。处方：麻杏甘石汤加黄芩、桑白皮。

按 昨日药后汗出疹现，厥回热减，乃表寒已得辛温解表而散，唯疹毒未尽，肺热未清。盖麻属阳证热毒，脏腑之伤唯肺为甚，故汗出而喘，且兼口渴尿赤，舌苔微黄，脉浮数，更知寒邪解而火象萌，治法不宜再用辛温，当从辛凉，因此前方去桂枝以免助火耗液，加石膏而成。麻杏石甘汤，既可疏泄余邪又可清化肺热，再佐黄芩、桑白皮则清肃之力更强。

三诊：体温已降至37℃（肛温），喘平，疹已透脚，色红朵密，上中部渐已收没，脉大有力，舌质红苔黄，干咳无痰，自汗口渴，心烦不寐，便结，尿短赤。显系肺、胃二经火热炽盛，急宜大清肺胃火热，以免伤津耗液。

治法：清解肺胃，力保津液。

处方：白虎汤加味。

石膏 30g　知母 9g　粳米 30g　甘草 5g

黄芩 6g　桑白皮 9g　牛蒡子 9g　沙参 15g

按 疹已透脚，色朵红密，上中部疹渐收没，喘平热退均属佳兆，但尚干咳无痰，乃火热伤肺，肺津受灼，自汗口渴者，乃阳明热蒸外越，胃津受损。胃火上炎扰及心肺，故烦而不寐，舌黄便结者热聚于胃。小便赤者乃火灼金而化源室，脉大有力者热甚也。以上种种见症均是肺、胃二经火热，虽有火热而未成实，故不可下，下则耗液，当以白虎汤大清肺胃，泻火而不伤土也。

四诊：体温 36℃（肛温），家长代诉，投药 2 剂后，诸恙均瘥，已能索食，尚有微咳，口干，要求改方。当系余烬未熄，仍拟前法。以芦根、白茅根每日代茶，既可清肺胃之热，又可生津保液，以善其后。

（二）火毒壅滞（热隐变证）

病案

林某，男，3 岁。

主诉：发热 7 天，疹现 4 天。

现病史：患儿发疹不能透脚，曾经当地中西医师治疗，注射抗生素及内服中西药（何药不详）未见好转而来院求诊。壮热，体温 40℃（肛温），烦躁口渴，干咳气喘，面赤肢厥，上身汗多，麻疹已至胸腹，色紫滞暗而朵密，腰以下未见麻路，腹胀，便泄里急，日行五六次，尿短赤浑浊。查血常规示白细胞 4.65×10^9/L，中性粒细胞 79%，淋巴细胞 18%，单核细胞 2%，嗜碱性粒细胞 1%。

查体：咽红，脉象洪数，舌苔黄燥。科氏斑尚有残迹可见，两肺均可闻及干湿啰音。

诊断：麻疹（火毒壅滞证）。

治法：辛凉透表，苦寒清里。

处方：三黄石膏汤去姜、枣。

蜜麻黄 5g　　淡豆豉 9g　　石膏 30g　　黄连 3g

黄芩 6g　　黄柏 6g　　栀子 9g　　细茶 2g

按　麻疹 7 天，已届收没之时。今尚未透，自属愆期逆候，审其所因，既非寒隐之证又无正气虚弱之证，显系火毒内壅，邪不外达，致成热隐变证。察其现症，壮热烦渴，咳艰气喘，乃热在肺经，肺主气，气郁则发热咳喘，金受火灼，肺津损耗则烦渴。上身汗出手足冷者，热邪在里也。不寐者，胃中火盛上扰心神，腹胀便泄里急者，手足阳明均热，小便短浑而赤者，下焦热也。脉洪大、苔黄燥，均为热甚之征。总之，此症三焦皆热，上、中二焦（肺、胃）为甚。方用三黄石膏汤去生姜、大枣，以麻黄、豆豉直走皮毛，使其在表之邪从外而散，以三黄泻三焦之火，佐栀子屈曲下行，使其在里之热从下而出。石膏辛寒，辛能解肌热，寒能胜胃火，亦表里分清之法也。细茶苦甘微寒，能解热除烦止渴，有清心之效。去姜、枣者，因恐姜能助火、枣能满中也。

二诊：体温 38.5℃（肛温），药后约 2h 汗出遍身，喘平咳减，热稍退，四肢转暖，疹子已透至足跖及掌，其色红活，疹朵凑合，唯尚有微烦，大便转溏，小便尚赤，脉尚洪大，苔黄稍退、质红，乃火毒未尽。

处方：拟前方去麻黄，加竹叶、桑白皮以清余热。

黄芩 6g　黄连 6g　栀子 9g　黄柏 9g

石膏 24g　竹叶 15g　桑白皮 9g　淡豆豉 9g

细茶一撮（冲）

按　药后汗出，疹透，喘平，热减，四肢转温乃危象已除，但脉尚洪数，知系里热毒邪未衰，仍守前法，上方去麻黄以免升散太过津液被伤，留豆豉以透余邪，再加竹叶、桑白皮以清肃肺热，使火毒无留恋之地。

三诊：热退烦除，麻疹色红，上、中部已收没，已能索食，二便顺调，尚有轻咳微渴，脉略洪数，舌苔净质红而干。当系肺胃余热未清，已萌伤阴之候，急宜清热保津滋阴增液为治。

处方：玄参白虎汤加味。

玄参 9g　石膏 30g　知母 9g　粳米 15g

甘草 3g　沙参 9g　麦冬 9g　桑白皮 9g

按　热退疹透且渐收没乃表邪已解。轻咳微渴，脉略洪数为肺胃炎热未清，舌净红而干是津液有伤，宜急清肺胃之热，佐以滋阴增液之品，以杜竭阴之患。

（三）正气虚弱（虚隐变证）

病案

陈某，男，3 岁。

现病史：患儿因母病早产，7 个月出生，又因母亲产后乳少，以人工喂哺，经常多病，且便泄时作时愈，以致体质衰弱。出疹前发热，咳嗽，泄泻，曾自投“五谷汤”、枇杷叶、苦杏仁等药 2 剂未见疗效，皮内红点隐约，病渐加剧，故而来院诊察。现微热，体温 37.7℃（肛温），嗜睡，面色苍白无华，头面胸背均有稀少皮疹，色淡不红，四末微冷，大便溏泄，日 3~4 次，小便尚可。

查体：脉浮重按无力，舌淡不荣。听诊心音低钝，肺部听诊未闻及干湿性啰音。咽微红，科氏斑阳性。

诊断：麻疹（正气虚弱证）。

治法：扶正托毒。

处方：人参败毒散加减。

党参 9g　枳壳 5g　川芎 3g　茯苓 9g
薄荷 3g　柴胡 6g　前胡 6g　羌活 6g
独活 6g　甘草 3g　桔梗 3g　黄芪 9g

按　此孩系早产，更因经常多病，体素弱，今患麻疹不透，互参脉证，显系正气虚弱不能载毒外出。盖外感之邪，必先汗以驱之，若元气旺者，外邪始能随药势而出。若素弱者，疹虽外发，气从中馁，便不能托邪外出。治法应以扶正祛邪托里达表。

二诊：体温 38.8℃（肛温），药后微汗热升，疹现至腿，色转红活朵较密，但未透脚，四末转温，脉转浮数但尚无力，舌苔薄白，质稍转红。此为正气稍充余邪未尽，拟辛凉透表稍加扶正之品。

处方：银翘散稍佐党参。

金银花 9g　连翘 9g　桔梗 3g　牛蒡子 9g

淡竹叶 9g　薄荷 3g　荆芥 3g　淡豆豉 9g

甘草 3g　党参 9g

按 药后热升微汗，疹现红活，肢温，乃为阳气已有振奋，已能载毒外出。舌苔薄白质转红，脉虽浮数而尚无力，乃为余邪未尽，元气尚虚，症已有转机，若再投前方，深恐芪、芎之温，羌、独之燥烈，恐药过伤津。转方银翘散透表宣毒，稍佐人参以助元气，使邪无留恋之乡。

三诊：体温 37℃（肛温），昨进辛凉透表之药佐人参后，疹已全透，头面皮疹已渐收没，热退，精神亦佳，面色稍有转荣，尚有食欲不振，咳嗽鼻干，舌苔净质红少津，脉微急，大便溏，每日两三次，小便可，乃正气来复，表邪亦解，惟肺津有伤，脾气未振，治以清肺扶脾、滋液生津，方拟用沙参、麦冬、天冬、福参、淮山药、莲肉、粳米、甘草。

按 正气已复，表邪已解，尚有咳嗽鼻干，当系肺热伤津，食欲未振；大便溏泄，当系脾气未复；舌苔净红而少津，乃阴液有伤。拟以清肺扶脾滋液之法，迨其脾健津复再议清解。

四诊：据述上药连服 2 剂诸恙向安，一切照常。家属要求改方。拟以白茅根、芦根代茶以清余热而保津液。处方：白茅根 60g，芦根 60g。煎汤代茶饮用。

按 祖国医学对麻疹的治疗，首先对“发表”这一治法非常重视，基本精神是如何扶助患者正气恢复以驱逐病邪，使疹子顺利透达，治若不当则变证丛生，易留后患甚至导致患者死亡。所以对麻疹不透的病例，无论是属于寒隐型、热隐型或虚隐型，其用药虽有辛温辛凉或扶正之品，但其目的总不外乎发表托疹。用药方面，历来医家对辛凉、辛温、辛热、苦寒、温补各有主张，唯对于辛凉比较普遍认同。我们临床应该根据临床症状来辨证求因及审因论治，若固执辛凉一法对付变化多端的麻疹未有不失败也。麻疹不透的变证治法虽是主要透表，但它却因不同症状及成因而有不同的治法。若有转症转因则应随因转法，按症选方，随症转方，加减药物。如病例一先用麻黄汤解表，继用麻杏石甘汤辛凉透表，最后用白虎汤加味大清肺胃之热。病例二初用三黄石膏汤表里兼治，继用前方去麻黄以免升散太过，着重于清里热后用白虎汤加味大清肺胃之热。病例三首先用人参败毒散加黄芪扶正托毒，继用银翘散辛凉透表，稍佐党参以扶正，后用清肺扶脾滋阴之法，最后用清热生津法。这就说明中医辨证论治麻疹的灵活性和重要性。

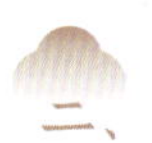

二、麻疹喘急

病案

吴某，男，10个月。

主诉：腹泻1个月。

现病史：患儿近1个月来屡患腹泻，每日二三行，或溏泄或完谷不化，3 天前开始发热，咳嗽，喷嚏，流涕，食欲不振，遂就诊于某诊所，医谓风热，服药不详，越两天诸症依然，并加呵欠烦闷，目泪汪汪，耳背发际麻已报标，自购银翘片口服未效而来院求诊。现下壮热不退，有汗不多，咳喘气急，喉间痰鸣，口不渴，尿欠利。

查体：体温 39.5℃（肛温），面色萎黄，咳嗽气促，鼻翼煽动，皮疹已至胸背，色红朵不密，舌苔黄燥质红，指纹紫至气关之上，口腔两颊黏膜见有科氏斑，咽充血，双侧扁桃体轻度肿大，双肺满布干湿啰音。

诊断：麻疹喘急（肺热喘急证）。

治法：辛凉疏泄，清肺定喘。

处方：麻杏石甘汤加减。

蜜麻黄 3g	苦杏仁 3g	玉泉散 24g	黄芩 6g
栀子 9g	连翘 6g	淡竹叶 9g	薄荷梗 3g
桑白皮 9g	天竺黄 6g	金银花 9g	

5 剂，水煎服。

按 麻疹一证，乃因内蕴胎毒，外感时邪而发。该患儿麻前经常泄泻，脾气不振，气血不足，所以面色萎黄，今又患麻疹，邪盛正弱易转险证。麻疹乃系时邪，一经上受，首先犯肺，肺气不宣，清肃无权，所以麻疹不能透达，则生喘咳鼻煽。肺主一身之气，通调水道，下输膀胱，肺既阻郁，治节不力，则小便不利。喉间痰鸣，乃火灼肺津所致，投以麻杏石甘汤辛凉疏泄，清肺定喘，合黄芩、竹叶、薄荷以清彻上、中焦之火，栀子自上而下引火屈曲下行，火毒从小便而出，金银花、连翘乃轻扬解毒之品以透发邪毒，桑白皮除肺火，天竺黄化热痰。总之，乃急则治标之法，以防邪盛正脱之变。

二诊：药后喘平热减，咳嗽尚剧，皮疹已至小腹，色红朵密，舌苔黄燥质红，脉浮数。乃标邪虽减，里热尚炽，照前方减麻黄用量至 1.5g，加玉泉散用量至 36g，着重清泄肺胃之热。

三诊：喘已平，热未退，咳嗽减，口渴索饮，汗出津津，面色转红，舌净红，口唇破溃，疹已透足，色红朵密，连合成片，上中部皮疹渐收没。

生石膏 45g　知母 9g　粳米 15g　甘草 3g
黄芩 6g　生栀子 9g　连翘 9g　竹叶 10g
苇茎 24g　桑白皮 9g　金银花 9g　芦根 30g

5 剂，水煎服。

按　里热炽张，伤及肺胃，非辛凉重剂配合苦寒之品难制炎威。以白虎汤易麻杏石甘汤清热保津，配合苦寒之品以泻火解毒，再加苇茎、桑白皮、芦根更助肃肺清胃之力。

四诊：皮疹收没，热退身凉，口渴已定，舌净有津，炉烟虽尽，须防灰中有火，仍宜清凉解毒，保津清金之法继之，使热邪无留恋之乡，以善其后。

芦根 30g　苇茎 30g　竹茹 15g　桑白皮 9g
黄芩 9g　金银花 9g　连翘 9g　沙参 15g
麦冬 15g

2 剂，水煎服。

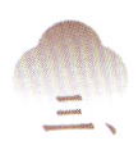

三、麻后顿咳（百日咳）

病案

孔某，男，6个月。

主诉：咳嗽3天。

现病史：麻后半月，咳嗽连声，阵发性发作，咳时面红耳赤，夜重日轻，已有周余，经某医院诊察确诊为“百日咳”，给予氯霉素及止咳剂，但效果不显而来诊。

查体：双肺呼吸音稍粗，舌苔薄黄质红。

诊断：麻后顿咳（痰热郁肺证）。

治法：清肺化痰，止咳降气。

处方：麻杏石甘汤加减。

蜜麻黄3g　苦杏仁3g　甘草3g　石膏18g

桑白皮9g　百部9g　熊胆0.03g（另烊化分冲）

2剂，水煎服。

二诊：服药2剂，咳嗽次数减少，接近消失，只有一两声咳嗽，其他正常，要求改方，再服上药1剂，嘱其若无咳嗽可以停药，至翌年二月因他病来诊，据其父云，去年百日咳只服3剂痊愈。

按　顿咳，即百日咳，祖国医学文献有较具体的记载，如明代沈时誉《治验·顿咳》说，顿咳一症，古无是名，由《全镜录》捷法歌中有“其嗽亦能传染，感之则发作无时，面赤腰曲，涕泪交流，每顿咳至百声，必咳出大痰乃住，或所食乳食皆尽吐出乃止。咳之至久，面目浮肿，或目如拳伤，或咯血，或鼻衄，此病最难愈”。按现代医学根据病理变化，可分为三期初期、痉咳期、恢复期。在临床上所见病例多系典型的痉咳期，这期病程最久，为六至八周，病情亦最为严重，患儿亦最痛苦，所以治疗的目的是，把痉咳期减轻，使阵发次数减少、病程缩短。此病的病因，祖国医学认为乃系外邪所感，内因痰火蕴伏，相互为患，以致肺气不宣，肃降失常。治疗法则是驱邪清肺、化痰止咳为主。所以方选麻杏石甘汤加熊胆、桑白皮、百部。盖麻黄发肺邪，苦杏仁下肺气，石膏清肺热，甘草缓肺急，四药配合，表里能清，其咳自愈，加之熊胆苦寒凉心肝，又能镇痉止咳，桑白皮泻肺热，百部润肺治久咳，互相为用，效果满意。

四、麻疹火毒迫发口疮

病案

俞某，女，6岁。

主诉：发热6天。

现病史：出麻已透，热未退，汗出，口渴，烦扰不宁，小便赤痛。

查体：口颊黏膜及唇、舌边、上腭等处满布白色小疮溃烂点，舌红绛，舌尖有小芒刺，舌苔微黄。

诊断：麻后口疮（火毒上迫证）。

治法：清热泻火解毒。

处方：白虎汤加减。

石膏 24g　知母 6g　黄芩 6g　生栀 9g

连翘 9g　竹叶 15g　木通 5g　玄参 9g

青黛 3g　甘草 5g　生地黄 9g

4 剂，水煎服。诸恙悉愈。

按　口疮之症，本心肺火热所迫，麻疹火毒上攻，由于肺未有不挟心脾之热者，同气相求，火就燥也。故见口舌唇部生有小屑，状如凝固之乳块膜，乃心脾火热所迫。舌者心之苗，脾脉络于舌，胃脉环唇夹口，患儿口舌生疮。乃心脾火热循经熏灼所致，口渴汗出，口唇破溃，乃脾胃火热之征；烦扰不宁，小便赤痛，舌尖芒刺为心火内扰，津液有伤之候。方以白虎汤、导赤散合凉膈散（去硝、黄）加玄参、生地黄、青黛，既清中焦脾胃之火，又能折上焦火毒，方中用咸寒之玄参、甘寒之生地黄有滋水生津之妙，又能制芩、栀之苦寒，防其化燥之弊，火折津生，不致伤阴，外用青黛冰硼散、人中白同研调蜜涂抹口疮，更能促其速愈。

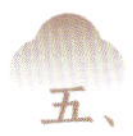

五、麻后牙疳

病案

柯某，男，3 岁。

主诉：牙龈出血 1 天。

现病史：患儿麻谢热退之后，见牙龈出血，口臭流涎，辗转治疗 1 个月未见效果而来诊。现牙龈出血，口臭流涎，尿赤，便秘。

查体：舌红绛苔薄黄，脉大。

诊断：麻后牙疳（热毒上攻证）。

治法：清热泻火。

处方：白虎汤加减。

石膏 30g　知母 9g　粳米 15g　甘草 3g

金银花 9g　玄参 9g　黄芩 6g　赤芍 6g

水牛角 60g　生地黄 9g　芦荟 6g

6 剂，水煎服。外用青黛冰硼散调蜜涂抹牙龈，并肌内注射青霉素 40 万单位，每日 2 次，连治 2 天，诸恙显著好转，继以前法 1 周痊愈。

按　牙疳者，上下牙龈腐烂出血，臭如尸气，甚则牙齿脱落，穿腮破唇，其毒最重，其症最危，盖麻系阳毒热证，龈为胃之络。若麻毒蕴胃不除，则上冲而发牙龈出血腐臭，内则伤及营血，所以非用大剂甘寒、苦寒、咸寒不足以治炎威，方中白虎汤专清肺胃火毒。水牛角、玄参、金银花、赤芍、生地黄凉血、活血、解毒。黄芩、芦荟专泄肺热、肠热。以冀毒从二便而出，再配青霉素，抗菌消炎，连治 1 周而愈，志之以供同道参考。

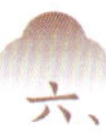

六、麻疹期齁合（急性喉炎）

《麻科活人书》云：“齁合乃属痰火之候。”毒火内结之极，邪热阻遏不得发越所致，轻则呛咳喑哑，重则吼咳频繁，音嘶气急，甚至面唇青紫气喘，窒息而死。若在发疹初期，十中可救一二，若正在收没之时则较为难治。麻疹期合并急性喉炎十分多见，严重者窒息危及生命，不少患者需紧急进行气管切开建立呼吸通道，对急性喉炎的患儿可采用民间青草药龙舌草（鲜的可用60~120g）内服，加马勃6g、山豆根6g，配合麻杏石甘汤以清泄肺热、降火消痰。

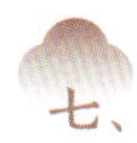

七、麻后伤食腹泻

病案

郑某，女，3岁。

主诉：出麻7天。

现病史：出麻7天，3天前开始食欲不振，腹泻，日二三次，偶有呕吐，请医诊治，认为其脾虚，投以理中丸，腹泻加剧，更医，认为其麻毒犯胃，投以白虎汤之类，亦未见效。细问之麻疹出疹顺利，收没后已能食饮粥糜、牛奶，家人恐其素体不壮，强与之食，并食水果等而发病。现症见腹泻水样便，6~7次/日，含有食物残渣，色黄味臭，腹部微胀，食欲不振，呕吐痰及积物，味酸臭。

查体：舌红绛苔薄黄，脉大。

诊断：麻后伤食腹泻（乳食积滞证）。

治法：消食导滞。

处方：保和丸加减。

神曲15g　山楂6g　炒莱菔子5g　薄荷3g

麦芽 16g　　茯苓 9g　　竹茹 15g　　　煮半夏 6g

陈皮 3g

5 剂，水煎服。

二诊：药后症减，呕吐已定，腹泻仅有 1~2 次，腹胀亦消，舌苔稍退，仍照前方。

三诊：大便已成形，间有溏粪，知饥能食，要求改方，恐积滞尚未全清，再给前方 1 剂，以巩固疗效。

按 麻后腹泻，固有属虚，属热，但此孩缘由杂进乳食果类而起，所现症状显系伤食以致脾胃功能失职，胃难腐熟，脾失运化，分利无权，合污而下，治以消食导滞之保和丸，药证相合，故获速效。

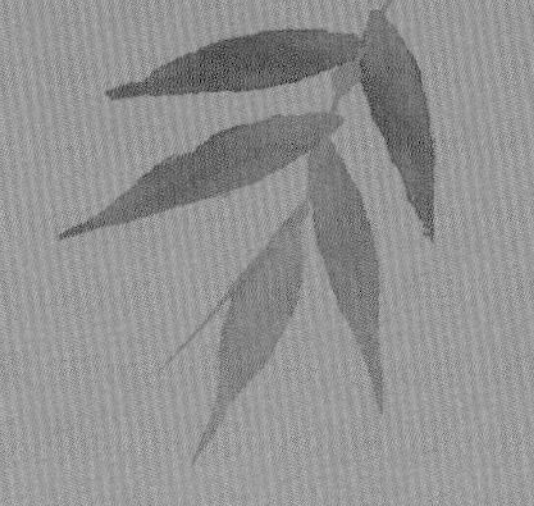

第四章

学术传承

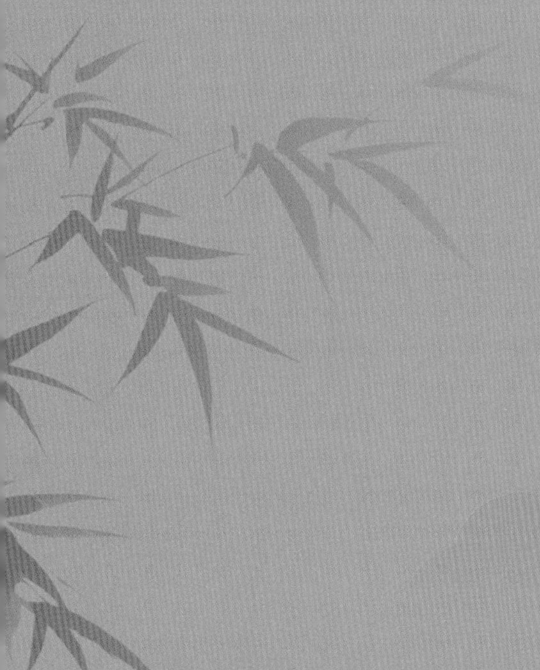

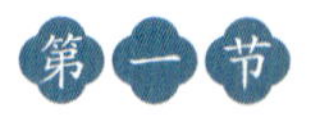 第一节 | 陈辉清儿科临证经验初探

陈辉清重辨证，明医理，循常法，精遣药。现将点滴跟师体会整理如下。

一、陈氏儿科学术特点

陈氏儿科承儿科鼻祖钱乙五脏证治学说，兼容历代儿科名家之长，师古而不泥古，创意而不离经，发挥而不叛道，广取众长，博采众方，习用民间草药，衷中参西，去粗取精，验之临床，并博览群书，潜力钻研，提出的“肺脾同治，肝脏协理”为儿科诊疗之主流学术观点。陈氏儿科重视顾护脾胃，主张“活幼全婴，燮脾为先”“动和相济，寒热勿偏，平和为旨，中病辄止”。倡轻拨清灵，忌妄攻损体；倡健运，忌壅补，温、凉、补、泻四笔运用灵活自如。临证常用方剂仅 40 余首，重精确辨证，后布阵理法方药，制方严谨，用药精当，药少而力宏（多九味以内），君臣佐使主次分明，条理清晰。

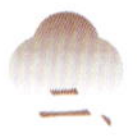

二、深谙小儿生理、病理特点

陈辉清认为，作为一名医师，尤其是小儿科医师，心中必须深谙小儿生理病理特点，临床方能驾轻就熟。

小儿脏器清灵，生机蓬勃，脾常不足，他强调小儿脾为中土，气血生化之源，中宫健旺，则能执中央以运四旁；胃为阴土，性喜柔润，主受纳，非阴柔不肯协和。小儿痰咳、积湿最为常见，皆因小儿脾胃娇嫩，饮食不知自节，寒温不知自调，伤食居多，积滞中阻，脾失健运，积湿生痰，积、湿、痰、咳，渐次而生，相互关联。

病理上，他认为小儿纯阳之体，易热，大凡六淫多从火化，可谓易寒易热。陈辉清常说，童稚身内三把火，感寒易从阳明传，饮食停留湿热生，杂症气血表里辨，实热虚火仔细甄。说的是要辨证求精确，审慎转化之动态。

除了解生理、病理之外，陈辉清认为还要了解方理、药理，所谓四理要通。但对各种疾病的理论认识，非一朝一夕之功夫，要靠临床经验的积累，不断实践，有所感悟，并结合各种的医籍，日积月累，才可认识各种疾病的发病规律，进而深入掌握治疗准则。

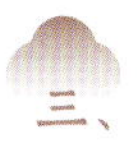

三、

看病首重辨证

认清是何病，是轻是重，气急气缓，第一眼望病孩的眼神、形态，听病孩的笑声高低，进而要耐心倾听病孩家长的病史表述，不能三心二意，心不在焉，否则就无法取得病儿家属的信任，要不时针对性地询问发病的原因、时间、症状、轻重程度、用药治疗情况。望神、望形、望色、望舌质、望舌苔、望咽部；听哭声、笑声、肠鸣音；望大便色、形，嗅大便气味等。这是最基本的收集病史材料要求。对咳、喘等还要仔细听诊、叩诊、触摸，触摸病孩要轻柔敏捷，要反复对比，确定是否有压痛、胀气，冬天医生要暖手，减轻寒刺激，并要详细了解病孩既往治疗经过、住院小结、各项检查等，以中医理论明辨阴阳属性，确定病机、病性、病位，明确病证之辨证诊断。他常说看病要首定诊断，就是要断病。他要求我们首先要弄通中医基础，作为根基，要掌握各种学习的手段、各种检查的标准，常备中医症状鉴别诊断与证候诊断学书籍资料，时时学习对照，必要时要参考西医辅助检查结果，辨病、辨证相结合，尽量寻找中西医诊断结合点，为的是临证能尽量准确诊断。因此，诊断明确，处置病情适当，疗效就显著。

他十分重视《素问·至真要大论篇》病机十九条的学习与掌握，因为很多的疾病都可以从中找到其属性病机，活跃思维，拓宽治疗思路，八纲是辨证最基本的方法，阴阳是总纲，表里是重点，区分外感、内伤；表里关系到疾病部位层次深浅、病机的变化（疾病发生发展）、轻重缓急的治疗。小儿病以外感居多，且表里相兼，临证医理明晰少误，尤显重要。

四、明医理、循常法是临证的准绳

审证求因，是根据病因辨证产生的治法依据，便有祛风、散寒、除湿、润燥、清热、泻火等不同治法。八纲确定的治法早在《素问·阴阳应象大论篇》中就提到“其在皮者汗而发之”“其高者因而越之”“下者引而竭之，中满者泻之于内”，是经典的治疗法则。依温病学之卫气营血辨证，把热病发展的阶段划分为深浅不同的四个阶段，相应治法是，邪在卫分宜辛凉解表，气分宜辛寒清热，营分宜清营泄热、血分宜凉血救阴。

揭示疾病的本质必须明确脏腑辨证，任何疾病都是脏腑经络功能紊乱的结果，而临床症状乃是脏腑经络病变的反映，病因辨证、八纲辨证、卫气营血辨证虽然也能概括地反映出疾病的情况，但要进一步弄清疾病的特征，就必须将上述辨证方法与脏腑辨证相结合，方能揭示疾病之本质。脏腑辨证产生的各种治法，是以其生理功能与病理情况为依据的。

在上述医理指导下产生的治法必须掌握，并灵活应用，才不致临证缺法乏术，无方可施。

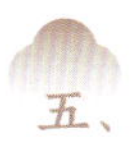

五、依法遣方为正道

陈辉清认为，方是由药组成的，它不是随意拼凑堆积药物，而是以治法为依据组方用药的。这便是“依法立方”。法是制方的理论依据，方是治法的具体表现。未立法，先拟方，仅凭主观和病人表现症状堆积药物，是有药无方，用以治病，自然多无效果。只有在辨证立法的基础上依法立方，才是有效的方剂。

临床上见到小儿发疏无泽，面色皖白，神倦疲乏，唇淡声微，食少便溏，脉弱而细，当属脾虚气弱，法当补气健脾，这个便是处方依据，以四君子汤主之。抓住依法遣方，就不难理解方义及灵活加减应用。活用新用，创新方，增疗效。

陈辉清临床常用方剂不过 40 首左右，但在这些方中，或单用，或联合使用，择其主症，选其主药，组成新方，要依临床悟性、辨证，灵活应用。他对脾胃学说的临床应用，主张“活幼全婴，燮脾为先，动和相济，寒热勿偏，平和为旨，中病辄止”。

常用苏朴夏苓汤加荷曲散（自拟方）；注意疏肝气，用温胆汤加荷曲；对喜呕恶心者，加用竹茹、莱菔子等民间有效小方，有消食化痰降浊的效果。在调理脾胃的临床中，要注意脾胃阴阳的生理属性，常见病孩舌淡苔花剥或质光红净，此为胃阴受损，重用沙参或西洋参，佐以石斛润燥补胃阴；对于肝火、胃火相对明显，影响食欲，加用淡黄芩或龙胆草，疏肝泻火，苦味健脾，每有收效；小儿外感常风热、风寒兼有，辛温、辛凉并用以为常；外寒非温不却，热邪唯凉方平。葱豉汤，以葱白、豆豉疏风散寒，微汗不伤阴，加银翘、黄芩清热，二者配合托邪于表。取材方便，药性温和；世传验方葛根双解汤，葛根、黄芩、栀子、连翘、竹叶、薄荷清里热，轻宣肺气，却邪殆尽无遗。他提醒吾辈杂证并不都是多火多痰，须审慎辨识。如小儿遗尿多责之于下元虚寒，用缩泉丸；肺热尿床，清泄肺热主治节，通调水道，下病取上，用麻杏石甘汤取效，此为同病异治。

六、小儿厌食辨证重在调理阴阳，贵在助运，以健为补

陈辉清认为小儿厌食是小儿时期的一种常见病症，临床以较长时期厌恶进食、食量减少为特征。他的辨证思路是本病应以脏腑辨证为纲，主要从脾胃辨证，而区别在于是以运化功能失健为主，还是以脾胃气阴亏虚为主。凡病程短，仅表现为纳呆、食少、食而乏味、食后腹胀，形体尚可，舌质正常，舌苔薄白或薄腻者为脾失健运；病程长，食而不化，大便溏薄，并伴面色少华、乏力多汗、形体偏瘦、舌质淡、苔薄白者为脾胃气虚；若食少饮多，口舌干燥，

大便秘结，舌红少津，苔少或花剥者为脾胃阴虚。若拒食，性格急躁易怒，好动多啼，磨牙，脉细弦者为肝旺脾虚。

七、教学传承

陈辉清认为教学传承是给自己温故知新的一次大考，是师生互动互学的过程。他要求自己及学生要做到勤读书，勤思考，随学随记，随问，随悟，随省，随体验，随总结，不放过点滴积累，待人接物随缘，爱幼，护幼，这对于一个儿科医生德艺的成长极为重要。

陈红梅，发表于《中国中医药现代远程教育》2023 年 8 月第 21 卷第 15 期。

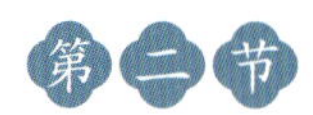 第二节 陈辉清儿科临证活用温胆汤撮要

温胆汤最早见于《外台秘要》，方中生姜四两，半夏二两，橘皮三两，竹茹二两，枳实二两（炙），甘草一两（炙），治“大病后，虚烦不得眠”，全方药性以温为主。至《三因极一病症方论》，在原方基础上加茯苓一两半、大枣一枚，生姜减为五片，全方药性即由偏温而归于平和，功能理气化痰、和胃利胆，主要治疗痰热内扰，脾胃不和之证。陈辉清在此方基础上加减治疗小儿疾病，收到了较好的临床疗效。

一、咳嗽

咳嗽是小儿常见的一种肺系病症，一年四季均可发生，小儿脏腑娇嫩，形气未充，卫外不固，感受外邪，易致脾运失健，水湿不化而成痰，加之外感邪热稽留，炼液成痰，痰热互结，肺失宣肃，则出现咳黄痰、发热等。痰热阻于中焦，则纳欠，大便偏干，咽部充血，舌红苔薄黄。半夏辛温，燥湿化痰，降逆和胃，为君药；竹茹为臣药，清热化痰，除烦止呕；佐以陈皮、枳实理气化痰，使气顺痰自消；茯苓健脾和胃，使湿去痰不生；前胡、白前降气祛痰；枇杷叶化痰止咳，和胃降逆；浙贝母化痰止咳，清热散结。诸药合用，脾健痰消，标本同治，则诸症消失。

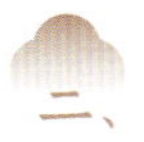

二、呕吐

《医宗金鉴》载：“热吐之证，或因小儿过食煎煿之品，或因乳母过食厚味，以致热积胃内，遂令食入即吐。”旋覆花降气止呕；代赭石重镇降逆；竹茹清热化痰，除烦止呕；半夏燥湿化痰，降逆止呕；枳壳行气宽中除胀；茯苓健脾和胃；瓜蒌润肠通便，通腑泄热；浙贝母化痰清热散结。诸药合用，理气化痰，和胃利胆，则呕吐自然得解。

三、厌食

“脾气通于口，脾和则能知五谷也。”小儿脾常不足，加之后天饮食不节，损伤脾胃，胃失受纳，故表现为厌食，平素嗜食油炸类膨化食品，不吃水果及蔬菜，痰热内生，热灼津液则大便干结。舌红苔厚腻，脉滑均为痰热蕴阻脾胃之象。竹茹清热化痰、除烦止呕；半夏、苍术、陈皮燥湿健脾、降逆止呕；厚朴行气、燥湿、消积；鸡内金运脾消食；瓜蒌通腑泄热。诸药合用，脾健痰消，食欲可渐趋正常。

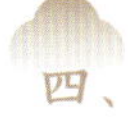

四、夜啼

小儿心气不足，惊则气乱，胆气升发受扰，则脾胃升降失司，致痰浊中阻，扰乱心神，且胃不和则卧不安，故见患儿夜寐不宁，睡中易醒，醒后哭闹不休，痰浊阻于咽喉则痰多，脾胃不和则纳欠，舌尖微红，苔微厚腻，指纹紫滞均属于痰热内扰之象。竹茹清热化痰、除烦止呕；半夏、茯苓健脾和胃；小春花平肝清热；灯心草利水通淋，清心除烦；钩藤清热平肝，清肝火。诸药合用，清热化痰，养心安神。

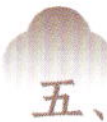

五、抽动秽语综合征

患儿喜食肥甘厚腻，伤及脾胃，痰湿内生，郁而化热，热扰脏腑，怪病俱生。小儿肝常有余，脾常不足，肝郁气结，痰火内扰，火失于疏泄，筋爪失于濡养，目睛失于润泽，故不自主摇头、眨眼。半夏、陈皮燥湿化痰；竹茹清热化痰；茯苓健脾益气；枳实顺气；钩藤平肝息风；白菊花清肝泻火；射干、浙贝母、清热利咽；麦芽消食健脾；甘草调和诸药。诸药合用，共奏清胆化痰、平肝息风之效。

六、胃脘痛

脾胃升降、受纳运化功能正常与否，除依赖脾胃之气外，尚与肝胆之疏泄密切相关。肝胆失于疏泄而横逆犯胃，胃气失于和降，则见肝胃不和之证。肝气郁结，日久化火，或胆邪逆乘于胃，引胆汁上逆，则见肝胃郁热或肝胆湿热之象。因此治以疏泄肝胆，和胃降逆。毛柴疏肝解郁，黄连清泄胃热，白芍柔肝止痛，半夏、茯苓健脾和胃，竹茹清热化痰、除烦止呕，木香行气、调中、止痛，旋覆花降气止呕。诸药合用，共奏疏泄肝胆、和胃降逆之效。

上述案例病机相同，均系痰热为患，证属胆胃不和，痰热内扰，只不过病位不同，均可使用温胆汤加减灵活运用，显示了异病同治的中医辨证施治精髓。

陈红梅，发表于《西部中医药》2015 年 2 月第 28 卷第 2 期。

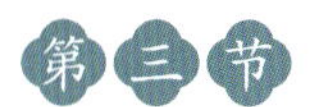

第三节 陈辉清治疗小儿感冒兼证举隅

小儿感冒是指小儿因感受外邪而引起的一种以发热、鼻塞、流涕、咳嗽为主要临床表现的一种外感疾病。因小儿脏腑娇嫩，形气未充，易遭受外邪侵袭而患此病，一年四季均可发生，以气候骤变及冬春时节发病率较高，其发病率居儿科疾病之首，有医家称之为“儿科第一证”。小儿肺脏娇嫩，脾常不足，神气怯弱；肝常有余，心神怯弱，感邪之后，易出现痰喘、饮食减少、呕吐、泄泻、惊厥等症状。正如张介宾在《景岳全书》中说：“盖小儿之病，非外感风寒，则内伤饮食，以至惊风吐泻，及寒热惊疳痫之类，不过数种。”因此，在治疗小儿感冒时，应重视其兼证。

陈辉清治疗小儿感冒经验丰富，认为小儿感冒在风邪外袭的同时，因其特殊的生理病理，常常夹痰、夹滞、夹惊，根据兼证之不同分别佐以化痰、消积、镇惊之品，“有是证，用是药”，效如桴鼓。笔者有幸跟师学习，获益匪浅，现将陈辉清治疗小儿感冒兼证的经验介绍如下。

一、病机及认识

（一）感冒夹痰

感冒病位主要在肺，肺为华盖，外合皮毛，小儿外感风邪客于皮毛，入则伤肺，肺为水之上源，肺气宣肃失常，则无以通调水道，下输膀胱，致津液失布，凝聚成痰，痰阻气道，因此感冒常伴有咳嗽，咳痰量多，或是喉中痰，甚者伴喘等兼痰之症。陈辉清认为痰是人体代谢障碍的病理产物，形质多稠，也是一种继发性病因，“痰为百病之源”，痰形成之后，随气流行，人身上下内外无处不到，主要停伏于肺和胃。所谓的狭义之痰，特指肺及呼吸道的分泌物，可咳而出或呕吐而出的黏液体，有形质可见。痰阻肺道，气机不利，宣肃失常，并因卫外不固，而更易受外邪，因此临床上此类患儿常缠绵难愈，易反复。陈辉清根据痰之形色质地不同，性质之异，选用之药也是灵活多变。痰黄白兼有，二陈汤加青黛、海蛤壳必用；顽痰胶着者，胆南星、天竺黄、竹沥有效；痰少黏难咳需清润麦冬、蜜枇杷叶、紫菀、款冬常用。寒痰，白芥子、白前、细辛、干姜温之；痰热，天竺黄、川浙贝、竹沥苦寒清热；湿痰，苍术、佩兰、陈皮燥之；燥痰，知母、川贝母润之。然“脾为生痰之源，肺为贮痰之器”，如脾胃虚弱，运化无权，水谷不能化生精微，易聚湿生痰，上阻于肺。所谓“治痰不理脾胃，非其治也”，因此，陈辉清治痰常从其生成本源脾胃着手，实脾土，燥脾湿，使脾胃健运而痰无所生，常用的治痰之方有二陈三拗汤、温胆汤、三子蒌红汤。

（二）感冒夹滞

小儿为稚阴稚阳之体，脏腑功能成而未全，全而未壮，脾胃运化能力不足，加之食不能自节，饥饱不能自调，且当今生活条件改善，家长对子女多有溺爱，任其恣食肥膏厚味，或是认为小孩抵抗力低，给予高热量、高蛋白饮食，日久滞碍脾胃，运化无力，饮食内积，因此小儿感冒常常夹滞。治疗上如单纯治其表，里邪多易郁闭于内，虽可使热退，但降后复升，单纯清里则表邪不解，亦难奏效。因此，须表里双解法，使内外两邪俱除。所谓“扬汤止沸不如釜底抽薪”。故临床常用疏表宣肺、消食导滞之法。临床上陈辉清本着“活幼全婴，燮脾为先，动和相济，寒热勿偏”的原则，并根据兼夹食滞的轻重及有无化热，常选择不同的方药。常用苏朴夏苓汤加荷曲散（自定方），或注意疏肝气，用温胆汤加荷、曲，对喜呕恶心者，加用竹茹、莱菔子民间有效小方，有消食化痰降浊的效果。对食滞较轻者，在感冒方中常佐以焦楂、谷芽、麦芽、神曲、鸡内金等消积化滞之品；对于食滞较重，伴不思饮食、腹痛恶心、呕吐酸腐、脘腹胀满、大便秘结或泄泻，常在方中加用茯苓、半夏、炒莱菔子等健脾和胃之品；化热则加大黄、芒硝、枳实、厚朴、连翘等通腑泄热之品。在内服汤药的同时常常配合自制的陈氏罨脐散敷脐。陈氏罨脐散组成：葱青 6g，豆豉 9g，玄明粉 15g，车前草 15g，砂仁 3g，田螺 3 枚，羊矢 3 枚，麝香（以冰片 0.6g 代替）。此方有良好的调气宣郁、清热利水之功，常用于腹胀、腹痛、泄泻等胃肠疾患，内外合治，收效甚捷。陈辉清认为，若要小儿安，三分饥与寒。节饮食，慎起居，适寒温，勿令太饱太暖，对小儿感冒夹滞的调护至关重要。《黄帝内经》云：“热病少愈，食肉则复，多食则遗。”又曰：“饮食自倍，肠胃乃伤。”因此对于感冒夹滞的患儿，陈辉清常告诫家长饮食宜清淡，易消化，勿使过饱，勿令小儿恣食肥甘、煎炸、辛辣刺激之品，或投其所好而养成偏食习惯，或饥饱失常，否则更容易损伤脾胃，影响消化功能，导致脾肺气机不畅，外邪留恋不解。脾胃为后天之本，气血生化之源，小儿的生长发育，全靠后天脾胃化生精微，要合理地控制小儿饮食，保证脾胃功能健旺，脾贵在“运”，就是运化、消化，才能吸收营养，要进出平衡，能吃能拉，不少孩子感冒后出现排便困难、便秘，陈辉清常提指导患儿家属饮食结构要合理，粗细搭配，如五谷杂粮、蔬菜、水果等。闽南一带盛产地瓜，是很好的食物，有“土人参”之称，其营养成分多，适口，又利通便。平素应注重健康食品，粗细搭配，荤素搭配，否则将影响小儿正常的生长发育，应当引起家长们的高度重视。

（三）感冒夹惊

小儿肝常有余，神气怯弱，筋脉未盛，因此感邪之后易化热化火，引动肝风。风火煽动，易致火热炽盛，燔灼津液，筋脉失养。所以，临床上小儿外感极易引动内风，因此感冒常兼惊证，多见壮热、抽搐、昏迷，甚至角弓反张等实热有余之症。治疗上予辛凉解表，清热解毒，佐以镇惊息风之品，陈辉清常钩藤、蝉蜕合用，钩藤甘、凉，归肝、心包经，有清热平肝、息风止痉之效，常用于肝经有热。蝉蜕甘、寒，归肝、肺经，有疏散风热、息风止痉之功。小儿肝常有余，加之外感风热或肝经风热，多有惊哭、睡眠不宁。钩藤与蝉蜕两药药性相仿成药对，对治疗小儿肝经热袭之症，起协同增效作用，用药轻灵，不逆肝之升发之气。陈辉清认为感冒夹惊，与患儿体质及体温关系密切，应注意体温的变化，尤其是既往有惊厥史的患儿，发热时应立即予以退热处理，否则变化迅速容易再发抽搐、角弓反张等险症，甚至危及生命，且孩子高热惊厥以后，应该用中药进一步调理，以防止惊厥反复发作，影响其记忆、学习，甚至行为习惯、生活等。

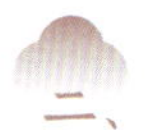

二、结语

感冒，现代医学称之为上呼吸道感染，中医谓之“伤风”，是一种因六淫之邪引起的外感疾病，以风寒、风热居多，一般预后较好。但由于小儿为稚阴稚阳之体，脏腑娇嫩，卫外不固，易于受邪，加之寒暖饮食不知自调，感冒多出现兼证，年龄越小，兼证越多，可出现夹痰、夹滞、夹惊等，使病情迁延或加重，或是迅速传变，而使辨证难度增加，这已成为儿科领域内重要的研究课题之一，治疗不当，失治误治，将可能危及患儿生命。临床上，陈辉清根据夹痰、夹滞、夹惊之别，精准辨证，灵活选方用药，分别佐以化痰、消积化滞、镇惊之品，使小儿感冒兼证得以早期诊断，正确治疗，邪从表解，不致危殆。

林雅蓉，发表于《天津中医药大学学报》2021 年 10 月第 40 卷第 5 期。

 陈辉清治疗小儿慢性咳嗽经验拾萃

咳嗽是儿科呼吸系统疾病的常见症状，儿童咳嗽按病程分为急性咳嗽和慢性咳嗽。近年来，儿童的慢性咳嗽发病率呈增高趋势，久治不愈严重影响患儿身心健康和学习生活，并给家庭和社会带来额外的经济负担。传统中医将小儿慢性咳嗽归于“久嗽”“久咳”“痉咳”“风咳”“疳嗽”等范畴。本病病程较长，易迁延反复，中医药治疗疗效独特。

一、陈辉清治疗小儿慢性咳嗽的论述

（一）博采众长，深化病因病机认识

有关小儿咳嗽的记载，首见于《诸病源候论》。历代医家大多从五脏辨证论治，如张景岳所述：“外感之咳，必由皮毛而入……久而不愈，则必自肺而传于五脏。”《幼幼集成》指出“初伤于肺，继动脾湿也”。小儿慢性咳嗽一年四季均可发生，以冬春二季发病率高，任何年龄小儿均可发病，以婴幼儿多见。陈辉清结合多年的临床经验，认为小儿慢性咳嗽多是内外合邪所致，临证中应厘清致病的内外因素，进而抓住疾病发展的主要矛盾。

内因责之于小儿脏腑娇嫩，禀赋不足，往往肺、脾、肾皆不足。肺常不足，久咳耗伤肺气，肺气虚则祛邪无力，复因卫外不固又屡受外邪，咳嗽迁延不已或愈后又作，酿成慢咳；脾虚生化乏

源，痰湿内蕴，上贮于肺而肺失宣降，久咳难止；若素体禀赋不足，后天失调，肺脾气虚，不能敷布津液，津液凝聚为痰，阻于肺络，可致气虚咳嗽。同时临床上也常见肺病咳嗽日久，母病及子，损伤肾气之阴阳。

小儿在气候变化、冷热失常、沐浴着凉、调护不当、机体抗病力低下时，尤易受风、寒、暑、湿、燥，火六淫之邪乘虚从口鼻而侵，或从皮毛而入，内犯于肺，肺气失于宣肃而发生咳嗽。患儿多以风热咳嗽居多，其次见于风寒、风燥致咳。陈辉清赞同林氏等医家观点，认为小儿慢性咳嗽日久难愈，多与风邪密切相关，因“风者，百病之始也”“伤于风者，上先受之”。临床常见小儿慢性咳嗽时作时止，反复发作，符合“风性善行数变”“风盛则痒”“风盛则挛急”等致病特点，故认为“风邪”是引起本病的重要致病因素。同时，随着当前社会发展，饮食因素和环境因素对小儿慢性咳嗽迁延不愈的影响也不容忽视，饮食因素包括喂养不当、饮食不节恣食肥甘生冷之品损伤脾胃，痰浊内生，上贮于肺而咳嗽不清；环境因素包括气候变化、外感六淫，再加上日趋严重的环境污染、空气中尘螨等致敏因素。随着抗生素药物的广泛应用引起了主要致病菌谱的改变，也增加了治愈小儿咳嗽的难度，导致咳嗽经久不愈。

综合分析，小儿慢性咳嗽病因繁多，但细究其理，发病机制皆为肺脏受累，宣肃失司而成。其病理因素主要为痰，病性有寒热虚实的不同，常表现为寒热错杂，虚实错杂，以气虚、阴虚之虚，痰热、痰湿之实为多。近有医家认为儿童慢性咳嗽以“风、热、痰、瘀、虚”为主要特点，是一种或多种因素共同作用的结果，以虚实夹杂证多见，单纯的虚证或实证则少见。陈辉清也颇为认同，对于救治迁延不愈超过半年转诊的患儿皆应多考虑“久病入络”，络脉瘀阻也是本病迁延难愈的重要原因，临床也当细查之。

（二）因地因人制宜，细化辨证论治

因闽地地处东南，常年多雨潮湿，夏秋两季降水丰富且常伴持续高温，湿热之气较他地为甚，故闽地患儿慢性咳嗽有其地域性特点，在证型上、分布上与北方及岭南各地不同。陈辉清结合多年临床经验，灵活运用小儿慢性咳嗽救治常用的“宣发、肃降、燥湿、涤痰、祛风、化滞、益气、养阴”等八法，对闽地儿童慢性咳嗽因地制宜、因人分析、辨证论治，其常见分型及治法、用药如下。

（1）肺脾气虚。症见咳嗽无力，痰白清稀；偏肺气虚，气短懒言，语声低微，自汗，易感；偏脾虚者，面色欠华，消瘦，痰涕清稀，伴有食少，纳滞，便溏不成形，舌淡，边齿印，苔多白腻，脉沉滑缓。治宜健脾补肺，益气化痰。方选四君子汤加减。常用药物有党参、黄芪、黄精、白术、茯苓、陈皮、半夏等。咳重加枇杷叶、蜜紫菀，手足冰冷加淫羊藿，纳少者加鸡内金、羊肚枣、神曲等。

（2）肺阴亏虚。症见干咳或痰少而黏，不易咳出，口渴，咽干或咽喉痒，声哑，唇赤，潮热，手心热盗汗，舌红苔净，脉细数，指纹红紫。治宜滋阴清热，润肺止咳。方用沙参麦冬汤加减。常用药物有沙参、麦冬、百部、百合、天花粉、蜜枇杷叶、蜜紫菀、扁豆、桑白皮、地骨皮等。

（3）痰湿蕴肺。症见久咳不止，咳声重浊，痰多色白清稀，喉间痰声，神倦纳呆，舌淡红，苔白腻，脉滑。治宜燥湿化痰，宣肺止咳。方用二陈汤加减。常用药物有半夏、陈皮、乌梅、茯苓、

厚朴、甘草、紫苏子、莱菔子、竹茹等，化痰加胆南星、浮海石、白附子，理气加紫苏子、鸡内金、羊肚枣。

（4）痰热犯肺。症见咳嗽痰多稠黏，色黄或白，难咳或咳吐不爽，或伴干呕、胸膈痞满，舌苔腻，脉滑数，重者咳剧呕吐、喘促不安。治宜清热化痰、宣肺止咳。方用泻白散合麻杏石甘汤加减。常用药物有麻黄、苦杏仁、石膏、甘草、黄芩、桑白皮、地骨皮、瓜蒌实等。表证明显者加金银花、连翘，食欲不佳者加山楂、神曲，痰多者加半夏、橘红，咳剧者加炙枇杷叶、炙百部，发热者加青蒿，有痰难咯者加海浮石、胆南星。

此外，陈辉清在辨证论治过程中常常结合患儿体质，对小儿慢性咳嗽病证进行总体把握。因为体质特点往往是决定咳喘患儿预后转归的一个非常重要的因素。结合多年临床实践，陈辉清将小儿分为4种体质，即正常体质、痰湿体质、阴虚体质、气虚体质。在个体救治干预过程中，对正常体质儿佐以清肺泄热，对痰湿体质儿佐以健脾燥湿，对阴虚体质儿佐以滋阴清热，对于气虚体质儿佐以健脾益气，每收良效。

二、陈辉清治疗小儿慢性咳嗽的临证经验

（一）系统把握小儿脏腑娇嫩、肺肾不足、内外合邪的病因病机

现代医学认为，小儿肺脏发育是一个贯穿于小儿胚胎期和出生后3年复杂而循序的漫长过程。小儿气道从鼻道、鼻咽腔、喉腔、

气管、支气管，直至细支气管，其总体特点是管腔狭小、软骨发育尚未完善、黏膜柔嫩、血管丰富、易受感染，而感染时又极易充血肿胀，这也是小儿容易产生上气道和（或）下气道阻塞的主要解剖原因。小儿上气道尚有另一些特点。①婴幼儿易患鼻炎、鼻咽炎，鼻塞流涕和咳嗽的概率高。②呼吸系统防御功能不完善。小儿无鼻毛过滤，黏液纤毛发育不完善，黏液腺和杯状细胞分泌不足，纤毛运动较差，咳嗽反射发育不完善，主动排痰以及清除已吸入的病毒、细菌等能力较差。③肺泡巨噬细胞吞噬能力不强，细胞内抗氧化系统能力不足，全身和呼吸道局部免疫功能不完善。

中医学认为，小儿脏腑娇嫩，形气未充，发病容易、传变迅速，“肺常不足”的生理特点尤为突出。小儿“肺常不足”是明代医家万全提出的五脏有余不足学说之一。“肺常不足”理论阐明的小儿在物质基础及生理功能方面的特点与现代医学对儿童呼吸系统解剖、生理、免疫功能等方面的认识一致。

陈辉清在救治过程中，侧重把握小儿时期肺系功能未臻完善，肺气尚未充盛，肺主气，司呼吸等功能不稳定的状态；兼顾考量外感六淫之邪及脏腑内伤诸多因素，注重调整肺之宣肃功能，尤其重视动态把握疾病传变转化规律，小儿肌肤娇嫩，藩滴疏薄，一旦六淫之邪侵犯机体，皮毛受邪，即可由毛窍而入于肺系，也可从口鼻而舍于肺，肺气上逆而导致外伤咳嗽。外感咳嗽日久不愈，耗伤正气，则可转为内伤咳嗽。若外邪化热入里，炼液为痰，形成痰热；或素体热盛，或有食积内热，痰热相结，阻于气道，肺失清肃则发为痰热咳嗽。

（二）综合运用宣肺化痰、燮理脾胃、肝肺合治的治法治则

（1）宣肺气为首要。肺气清肃为顺，郁而不宣。肺气上逆则为咳，不论实证或虚证，阻碍了肺气的清肃，都要宣肃肺气，或宣或补，权衡施治。

（2）化痰祛痰贯始终。痰之化生，缘肺缘脾，痰阻气道，肃降受阻。慢性咳嗽的始末总以痰为主要病征，易酿成痰热互结，形成痰热闭肺证或痰热夹湿证。福州地区气候特点为湿气较重，气温偏高，因此4、5月及9、10月慢性咳嗽加重者居多。临证务必止咳以祛痰顺气为先，气顺痰行咳减，忌滥用镇咳致痰壅气堵上逆。

（3）燮理脾胃之气是关键。《幼幼集成》指出："初伤于肺，继动脾湿也。"肺贮痰，脾生痰，肺脾虚弱，气不化津，痰易滋生，于此循环，酿为久咳。所以燮理脾胃杜绝生痰之源为治疗慢性咳嗽的关键所在，可谓实脾土，肺自和。

（4）肝肺合治，疏理气机促平衡。小儿肝有余，肝脉布肋而上注于肺，以疏为顺。若木火刑金，肺失肃降，则易致久咳不止，临证宜清肝气、泻肺热，肝肺合治，以寻求两者制约与协调。

（三）注重因人制宜、灵活化裁、轻简精效的遣方用药

陈辉清临证重视明理识病，进而立法遣方。药味多在九味上下，主张轻、简、精、活、效。慢性咳嗽陈辉清常用方不过10余首，如麻杏石甘汤、三子养亲汤、六君子汤、二陈汤、泻白散、沙参麦冬汤、黛蛤散、温胆汤、苓桂术甘汤、涤痰汤、三拗汤等，但临床上则依证型灵活运用，调裁精微，用药升降并用，依古不泥

古，常见精妙。如以前胡清肺下气，降气下痰配桔梗宣发肺气，两者相配，升降兼有，升清降浊，祛痰止咳；对部分鼻后滴漏致慢性咳嗽的患儿常用胆南星、石菖蒲涤固痰，开鼻窍；对于肺阴受损之咳则常用百合配百部或百部配款冬润肺下气；柴胡、前胡并用，桔梗、枳壳配对，都含升降调和气机之功；麻黄配苦杏仁，麻黄为平喘止咳，宣肺顺气，苦杏仁辛开苦降，一升一降，下气平喘配伍甚妙；对风邪为犯，气急痉咳，陈辉清更多以虫类药治之，在总结自拟僵龙汤治疗50例咳喘取验的基础上，活用僵蚕、蝉蜕、地龙干、蜈蚣等以搜风宣肺，祛风解痉，清肝经风热，定惊助眠。福州地区民间祛痰化积的习用方竹茹配莱菔子，陈辉清也灵活应用，效果很好。

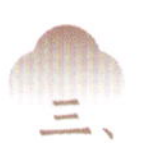

三、讨论

临床上慢性咳嗽的患儿情况各异，或急病误治或延时求诊，或受污染空气致敏，或因六淫之邪受袭或饮食不节等。因此，在实际临证中，更要仔细审视患儿的禀赋，体质属性，考虑四季时节正与不正，甚至求诊患儿的地域差别。闽地山区农村、沿海有别，居住城市有别，还有父母教育素养、饮食起居习惯等的不同。陈辉清强调临证务必因人、因地、因时制宜，注重中医整体观念，重视脏腑间的相互影响，分清标本虚实，并综合考虑患儿年龄、体质、季节、地域等诸多因素，真正做到“三因制宜”，注重整体调理，强调临床宏观调控，即调阴阳、理脏腑、求平衡。

陈岚榕，发表于《世界中医药》2015年7月第10卷第7期。

 陈辉清论治小儿慢性咳嗽经验拾萃

咳嗽是婴幼儿期最常见的症状之一，根据病程长短，分为急性咳嗽和慢性咳嗽。慢性咳嗽是指以咳嗽为主要或唯一的临床表现，病程大于4周、胸部X线检查未见明显异常者。近年来，此类咳嗽患儿发病率逐年增多，直接影响患儿的身心健康。

陈辉清临证50余载，擅长治疗各种疑难杂症，在治疗小儿慢性咳嗽方面积累了丰富的临床经验，现将其临证经验加以总结，以飨同道。

一、病因病机

小儿慢性咳嗽，病理迁延痰多，有不同程度的呼吸困难，常有深吸气、叹息、喘息不舒的表现，临床肺功能测定多提示气管、支气管有不同程度的阻塞，属于中医“胸痹”“喘证”“肺胀”“咳嗽”范畴，总属于肺病。咳嗽的治疗取决于肺的气机升降，关键在于痰，久痰必虚必瘀，肺气虚弱，痰瘀互结，气机不畅，宣降失常，咳喘由生。西医学认为慢性咳嗽根据咳嗽性质可分为慢性干性咳嗽和慢性湿性咳嗽，干性咳嗽即无痰或痰量甚少的咳嗽，湿性咳嗽即咳痰量多的咳嗽，但年幼儿童湿性咳嗽常无法咯痰，而仅表现为喉间痰鸣，二者的病因存在着很大差异。陈辉清认为无非阴阳两

则，虚实两端。其产生机制及临床表现有异，应予区别分治，一则小儿肺脾常不足，风为先导，久稽伏肺，肺失清肃，脾失健运，气不化津，滋生为痰，痰储在肺，则咳嗽痰多清稀、喉间痰鸣；郁久化热、痰热互结，则痰黄，此属实。二则久咳不愈致肺气耗散，肺阴亏损，虚热内生，舌红苔少或花剥，干咳或咳艰痰少，久咳伤肺，肺气虚耗，每有气不足，自汗肺虚之象，当属虚。总之，临床表现错综复杂，两者常不能截然分开，但久咳终不离风、痰、虚、瘀四大病机。

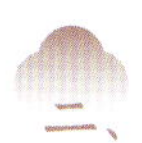

二、辨证论治

小儿久咳临证常见，临床上必须紧紧抓住咳与痰两个关键的因素。咳有外感内伤之区分。外感属寒，三拗汤加减；属热，桑菊饮加减；痰多，二陈汤随之；积滞，保和汤跟进。“痰”有寒热湿燥之别。寒痰温之，白芥子、白前、细辛、干姜辛温散寒；痰热清之，天竺黄、浙贝母、竹沥苦寒清热；湿痰燥之，苍术、佩兰、陈皮燥湿化痰；燥痰润之，知母、川贝母养阴润燥。

（一）痰湿咳

痰湿咳常以咳嗽重浊、痰多色白清稀、喉间痰声辘辘、苔白腻等为主症。陈辉清治疗此证常用辛开苦降法，予半夏泻心汤合苏朴夏苓汤加减。辛开苦降法是在中药四气五味药性理论指导下，将苦寒药与辛温药两种不同性味的药物配伍应用，具有典型的中医药特色的用药方法。苦寒药物具有清热燥湿、泻火解毒、化痰降逆的作用；辛温之品具有发散行气、温中散寒、燥湿化痰之功。二者相伍，一阴一阳，一寒一热，一升一降，一开一泄，谓之辛开苦降，还能调畅气机，升清降浊，且辛散无动阴之弊，苦寒无碍阳之害，相得益彰。《素问·阴阳应象大论篇》首先提出了“辛甘发散为阳，酸苦涌泄为阴”，《素问·至真要大论篇》云：“阳明之复，治以辛温，佐以苦甘，以苦泄之，以苦下之。”为辛开苦降之法提供了立论依据。辛善于升发宣散属阳；苦能降逆泄下属阴。辛苦合用绝非两者简单的累加堆积，应基于辨证之上。半夏泻心汤及其类方，以及陷胸汤等均是辛开苦降的范例，半夏、干姜以其辛温配以苦寒的黄连、黄芩为主，是叶天士善用之方，治疗咳嗽、吐血、胸痹、风温等病。突出“微辛微苦，辛以散邪，苦以降气，辛通其痹，苦能驱热除湿，辛能开气宣浊”。

（二）肺热咳

肺热咳常以咳嗽痰黄量多、流浊涕、舌红苔黄腻等为主症。陈辉清治疗此证常用清泄肺热之法，予麻杏石甘汤加减。本证常与鼻后滴漏有关。而鼻为肺窍，为肺之所系，是谓肺热所致，鼻窍不通，肺宣降失职，咳则经久不愈。因此，由治理肺热入手，清泄肺热，化痰通窍，升清降浊。麻黄辛苦温，宣肺解表；石膏辛甘大寒，辛能散热，寒能清热，两药相辅，共为君药。石膏倍于麻黄，制麻黄温热之性，使整方不失为辛凉之剂。苦杏仁味苦，降利肺气而止咳平喘，与麻黄升降相因，甘草调和诸药。

（三）阴虚风伏咳

阴虚风伏咳常以咽喉作痒，自觉痰堵咽喉，而实际无痰，季节交替时多发等为主症。陈辉清治疗此证常用养阴宣肺之法，予加味桑杏汤加减。本证多因感冒、流感、急慢性扁桃体炎、咽炎等引发，屡治罔效而求治。其病机多为风邪上乘，久咳致虚（阴虚），肺之娇脏连受风燥可作实。因风邪留恋，肺气失清肃而上逆是为根本所在。

（四）气阴两虚咳

气阴两虚咳常以久咳不愈、自汗、干咳、舌红少苔或剥苔等为主症。陈辉清治疗此证常用益气养阴，敛肺止咳之法，予自拟益气养阴汤加减。久咳患儿在风邪渐尽，咳嗽向愈之时，多阴伤及阳，造成肺气受损。此时要兼顾之，以平铺之品，如黄芪、太子参等补益肺气、固表扶正，乌梅、五味子收敛肺气，款冬、枇杷叶蜜制润肺化痰，桑白皮、地骨皮益阴止咳，诸药共调，方可补气养阴、疏风益肺，则邪去正安，咳嗽自平。

林洁琪，发表于《中医儿科杂志》2020 年 9 月第 16 卷第 5 期。

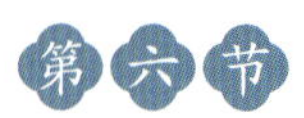

第六节 陈辉清运用麻杏石甘汤治疗儿科病的经验

麻杏石甘汤出自《伤寒论》，原治太阳病，发汗未愈，风寒入里化热，汗出而喘者。全方药仅 4 味，但配伍严谨，清、宣、降三法俱备，具有辛凉宣泄、清肺平喘之功。今举验案 4 则介绍陈辉清运用麻杏石甘汤治疗儿科病的经验。

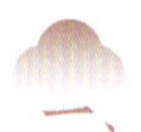

一、热性哮喘

病案

黄某，女，4 岁。

主诉：咳嗽、气喘 4 天。

现病史：患儿因受凉后出现流黄涕，咳嗽，痰黄，伴气喘，口渴。既往有哮喘病史。

查体：咽红，双肺闻及哮鸣音，舌红苔薄白，脉数。

诊断：热性哮喘（肺热证）。

治法：清肺涤痰，止咳平喘。

处方：麻杏石甘汤加减。

蜜麻黄 6g　苦杏仁 6g　瓜蒌皮 15g　鱼腥草 15g

浙贝母 6g　桑白皮 9g　黄芩 9g　生石膏 12g

生甘草 3g

每日1剂，水煎服。3剂后患儿咳嗽气喘明显缓解。

按 患儿素有哮喘病史，因外感而诱发，表现为痰热内阻于肺，肺失清肃，故用蜜麻黄宣肺解表平喘，生石膏清泄肺热以生津，苦杏仁降利肺气而平喘咳，桑白皮泻肺而平喘，瓜蒌皮、鱼腥草、浙贝母、黄芩清化痰热，甘草调和诸药。全方配伍精当，药证相应，收效甚捷。

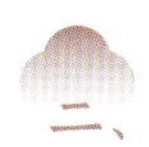

二、肺热喘嗽

病案

张某，男，2岁。

主诉：流涕、咳嗽5天，发热1天。

现病史：患儿5天前出现流黄涕，咳嗽逐渐加重，咳甚则呕吐胃内容物，夹有黄痰。1天前发热，倦怠，纳呆，便秘。查胸部X线摄片示右肺炎症。

查体：神倦，体温38.6℃，咽红，右肺闻及细湿啰音，舌红苔薄黄。

诊断：肺热喘嗽（风热闭肺证）。

治法：清热开肺，宣肃化痰。

处方：麻杏石甘汤加减。

蜜麻黄3g　苦杏仁6g　生石膏20g　黄芩9g
鱼腥草15g　栀子6g　竹茹9g　桑白皮9g
瓜蒌皮15g　炙甘草5g

3剂，水煎服。

二诊：低热，体温37.6℃，仍咳，无呕吐，大便已通，纳差，右肺闻及细湿啰音，舌红苔白。

蜜麻黄3g　　苦杏仁6g　　生石膏15g　　黄芩9g
鱼腥草15g　　栀子6g　　桑白皮9g　　蜜枇叶9g
前胡9g　　焦麦芽10g　　焦神曲10g　　焦谷芽10g
炙甘草5g

3剂，水煎服。

三诊：无发热，纳增，咳减，右肺啰音减少，舌红苔白。续前方再进5剂后，偶有咳嗽，肺部啰音消失，临床痊愈。

按　患儿外感风热之邪，迅速由表入里，邪热闭肺，肺气失宣，用麻杏石甘汤辛凉宣肃，清热开肺。黄芩、鱼腥草、栀子、桑白皮合用，加强清肺泻热之功；竹茹止呕化痰；瓜蒌皮化痰通便。全方主次兼顾。二诊无呕吐，大便已通，故去竹茹、瓜蒌皮，加蜜枇杷叶、前胡宣肃肺气，佐以焦三仙健脾开胃。三诊诸症减轻，效不更方，再进5剂而收功。

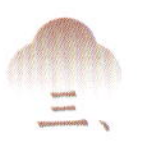

三、尿频

病案

李某，女，6岁。

主诉：尿频5天。

现病史：患儿5天前进食热性食物后，出现尿频短黄，无尿急、尿痛感，咳嗽，咽痛。

查体：舌红苔黄。

诊断：尿频（肺热证）

治法：宣肺清热，通利水湿。

处方：麻杏石甘汤加减。

麻黄 3g　苦杏仁 6g　生石膏 15g　桑白皮 9g

射干 9g　黄芩 6g　黄柏 6g　萹蓄 9g

瞿麦 9g

水煎服，5 剂而愈。

按　小儿尿频，病虽在下焦，然其源在上焦，运用麻杏石甘汤加减化裁，宣肺利水，切合病机。

四、鼻渊

病案

谢某，女，8 岁。

主诉：流涕、头痛 3 天。

现病史：患儿 3 天前感冒后出现流脓涕，伴头痛，咽痛，口渴，咳黄痰，大便干结。CT 示双额窦炎。既往有鼻炎史。

查体：舌红苔黄腻。

诊断：鼻渊（邪热壅肺证）。

治法：疏风宣肺，清热排脓。

处方：麻杏石甘汤加减。

蜜麻黄 3g　　苦杏仁 6g　　生石膏 15g　　黄芩 9g
鱼腥草 15g　　蔓荆子 10g　　菊花 10g　　瓜蒌皮 15g
桔梗 6g　　甘草 5g

5 剂，水煎服。

二诊：流涕减少，头痛减轻，舌红苔薄黄。前方再进 5 剂。

三诊：流涕头痛明显减轻，舌红苔薄白。石膏减至 10g，再进 3 剂后诸症皆除。

按 患儿风热犯肺，导致热邪壅肺，邪热循经上犯鼻窍，故出现流脓涕、头痛、咽痛口渴、痰黄等症。肺与大肠相表里，肺经郁热故见大便干结。方用麻杏石甘汤宣肺清热；蔓荆子、菊花发散风热，止头痛；黄芩、鱼腥草清热化痰；桔梗利咽排脓；瓜蒌皮化痰通便。全方共奏宣肺清热、祛痰排脓之功。三诊时热象已不显，故减石膏用量，防其寒凉伤胃。

林鹤，发表于《福建中医药》2016 年 2 月第 47 卷第 1 期。

第七节 陈辉清活用补中益气汤加减治疗小儿五官疾患治验举隅

补中益气汤出自李杲《内外伤辨惑论》，由黄芪、白术、陈皮、升麻、柴胡、人参、甘草、当归组成，具有益气升阳、调补脾胃的功效，主治脾胃内伤、中气亏虚、清阳下陷之证。

该方重用黄芪为君药，黄芪其性微温、味甘，归肺、脾二经，具有补气健脾、升阳举陷、益卫固表之功；人参、白术与炙甘草亦可益气健脾，作为臣药，与黄芪相得益彰，增强了补益中气的功效；气能生血行血，气虚日久，必损及血，故以甘温之当归养血和营，协助黄芪、人参益气养血，少量陈皮理气和胃，以助升降之复，寓于诸药补而不滞之意，均为佐药；应用少量的升麻与柴胡，取其量少质轻，其性善于升提，配合黄芪可以提中气，升清阳，为使药；炙甘草和中缓急，调和诸药，亦为使药。诸药联合，气虚得补，气陷得举，清阳得升，诸候自愈。

陈辉清强调辨证论治，异病同治，灵活运用补中益气汤加减治疗小儿五官疾患，疗效满意，将其临证验案加以整理，以飨同道。

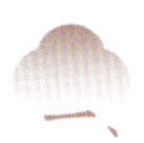

一、儿童鼾眠

儿童鼾眠又称儿童阻塞性睡眠呼吸暂停综合征，是指在睡眠时上气道狭窄引起的低通气和呼吸暂停，常伴有打鼾、血氧饱和度下降、嗜睡、注意力不集中、智力下降、记忆力减退等，严重影响儿童的生长发育及学习。儿童鼾眠主要是由于腺样体和扁桃体肥大，手术治疗是儿童鼾眠的首选治疗方案，西医保守治疗多以鼻用激素喷鼻，家长往往惧怕手术，以及激素的不良反应未予治疗。从中医角度而言，患儿既往常有哮喘性支气管炎病史及反复呼吸道感染病史，素体虚弱，脾气亏虚，土不生金，肺气亦虚弱，卫表不固，尤为易感，故外邪侵袭，肺首当其冲，喉为肺之门户，鼻为肺之窍，鼻与喉相通而联于肺，鼻与喉皆是呼吸道的重要部分，当脾虚清阳不升，空窍失去清气的温养，清阳不升则浊阴不降，故痰湿凝结，聚于鼻咽部则表现为腺样体肥大、扁桃体肿大，阻塞呼吸道则夜间鼾声阵作。故予补中益气汤健脾气，升清阳，清阳一升，头面部的痰湿得以温化布散，再配伍通窍的石菖蒲、路路通以打开“通路”，疏通“道路”；配伍牡蛎、山慈姑、浙贝母软坚散结以求标本兼治，使得肺脾之气健旺，坚结渐散，清窍通畅，鼾症得除。

二、喑哑

声带息肉是耳鼻喉科常见病、多发病，临床表现多以声音嘶哑为主，并伴有讲话费力、不能发高音等表现，随着现代医学的发展，对声带息肉最直接的治疗办法就是手术切除，但是术后很多患儿声音哑仍然改善不理想，然小儿喜大喊大叫，难以做到休声休养，且嗜食零食，往往导致该病复发。声音嘶哑属祖国医学喑哑范畴，陈辉清认为喑哑之病当先分虚实，虚者其病在本，因内夺而喑也，脏虚则声怯，患儿患喑哑 2 月有余，发音无力，难以持久且伴纳差、头晕、疲乏，结合患儿舌脉当属脾虚气陷证，肺为脾之子，脾虚则母病及子，肺脾皆虚，宗气不足，无力鼓动声门，发声乏源，脾虚无以运化水湿，痰浊凝结而成息肉聚于声门处，气道失利，故见声音嘶哑。治疗上扶正固本为第一要务，故予补中益气汤补益脾肺、益气开音，配合半夏、牡蛎、夏枯草、茯苓化痰结通利气道，木蝴蝶利咽开音。标本兼顾，药证合拍，使得宗气充沛，脏实声宏。

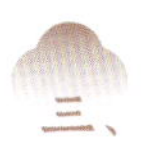

三、过敏性鼻炎

小儿过敏性鼻炎是鼻腔黏膜的变应性疾病，是鼻炎中最常见的类型，发病率高，主要表现为突然出现鼻咽部痒感、鼻塞、打喷嚏、流清涕等症状。该病为慢性反复发作性疾病，临床常见经西医消炎、引流冲洗、抗过敏等治疗，效果不显著或无效的，转而就诊中医的，过敏性鼻炎属于中医学“鼻鼽”范畴。属脾胃阳气升发不足，脾虚则肺卫亦亏虚者，其防御能力低下，易为风冷所乘，则鼻气不和，津液壅塞，清窍不利，故鼻塞不通，不闻香臭。鼻位于面部中央，属土，故鼻居土位而属脾。故治当以补中益气汤宣养脾胃，使清阳上行，津液得以布散，卫外得固，同时配合路路通、石菖蒲、白芷、细辛等行气通窍之品疏利孔窍，处方得当，用药精准，可使脾气渐旺，气血充沛，鼻窍得以充养，则鼻道通利，嗅觉灵敏，诸恙告愈。且通过该方扶正祛邪，标本兼治，抗邪能力增强，复不易再感邪而诱发鼻炎。

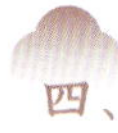

四、慢性化脓性中耳炎

慢性化脓性中耳炎属耳鼻喉科常见疾病，常因上呼吸道感染、污水灌耳及挖耳损伤等先诱发急性化脓性中耳炎，急性期未得到彻底治疗或因患儿素体虚弱，疾病迁延难愈而成慢性化脓性中耳炎，属中医学“耳脓”范畴。属脾虚湿盛证者脾胃虚弱，中焦气机升降无权，耳窍失去清阳濡养，脾虚则无以运化水湿，固摄津液，且浊阴无法肃降，则不循常道而出，故可见右耳道清稀液体，故予补中益气汤升清阳，振奋中焦气机升降之枢纽，少量苦丁茶苦寒降浊阴，益智仁温阳固摄津液，正契合病机，故顽疾得除。

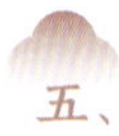

五、结语

陈辉清常常告诫我们：“中医治病重在辨证论治，不拘泥于一方一法，不要被纷繁杂乱的病名所迷惑，要透过现象看本质，质同则治同，异病可同治，如此才能活用古方而治今时之病。”头为诸阳之会，十二经脉之气血皆上注于头面，位于头面部的耳、鼻、咽、喉，乃清窍之所，依赖于清阳之气的温养，气血的濡润，才能充分发挥各自的生理功能。《脾胃论》曰：“清气不升，九窍为之不利。”故而临床上对于小儿五官疾患属于脾虚清阳不升所致，皆可用补中益气汤加减化裁，脾胃居中焦而通达上下，只有脾胃之气充盛，气血才能生化有源，中焦气机才能升降有序，清阳得升，则浊阴易降，头面部清阳之气充沛，则邪不可害矣，自然有利于小儿头面五官疾患的康复。且补中益气汤乃扶正固本的良方，不仅有利于旧疾康复，还能预防新感再次诱发，此乃标本兼治之法，亦是中医“治未病”的精髓所在。

林小燕，发表于《中国中医药现代远程教育》2020 年 12 月第 18 卷第 23 期。

 陈辉清治疗小儿皮疹经验撷要

小儿皮疹是儿科一种常见的临床症状，按其形态大致可分为斑丘疹（包括斑疹和丘疹）、疱疹（包括大疱、小疱及脓疱疹）及紫癜。由于小儿有其独特的生理病理特点，同一种皮疹可见于不同疾病，同一疾病又可出不同类型皮疹。在不同疾病中，皮疹的形态、性质和分布各有不同，出疹先后亦异，故皮疹常成为儿科临床诊断的一个重要线索。应结合病史与其他临床表现加以综合分析，以助鉴别诊断。陈辉清治疗小儿皮疹经验丰富、辨证准确、用药灵活、疗效显著，现将陈辉清治疗小儿皮疹的经验介绍如下。

一、疏风利湿，养血凉血

病案

郑某，男，10 岁。

主诉：反复皮肤瘙痒 5 年余。

现病史：近 5 年来，每至秋季即见下肢皮肤瘙痒，难以忍受，以致影响睡眠。经医院检查，无致敏物质，无接触花粉类及动物毛发类，IgE 在正常范围，入冬后皮肤瘙痒渐减以至停止。九月份，气温 37~38℃，又现双下肢及大腿内侧、臀部奇痒。

查体：见有明显抓痕及皮损，白屑及散在小丘疹如绿豆大小，舌质红，苔黄厚腻，脉弦数。

诊断：痒疹（湿热郁肤证）。

治法：疏风利湿，养血凉血。

处方：凉血地黄汤加减。

牡丹皮 9g　赤芍 9g　白芍 9g　生地黄 16g

白鲜皮 15g　芋环干 30g　甘草 7g　茵陈 12g

生薏苡仁 15g

二诊：药后周身瘙痒锐减，寐安，舌苔黄，脉弦，续用上方 5 剂，痒止心宁，嘱来年秋季前续服上方加减。

按　此例皮疹系斑丘疹，患儿每至秋季下肢皮肤奇痒难耐，属中医“痒疹”范畴，中医文献有对“痒”的记载，但未提及具体的病名，只是对症状的描述，如《灵枢·刺节真邪》说：“邪气之中人也，其入深，搏于皮肤之间其气外发，腠理开，毫毛摇，气往来行，则为痒。”由此可见，瘙痒病症和风邪密切相关，无风不作痒，风胜则痒剧。此患儿乃因风邪与湿热侵袭肺、脾二经而成。肺主表，为人身之华盖，易受风邪；脾主四肢肌肉，运化水湿及水谷精微，小儿脾常不足，加之外邪影响脾胃升降，脾胃运化失职，郁而化热，风邪夹湿热郁于肌表，发为此病。“治风先治血，血行风自灭”，故予疏风利湿、养血凉血之法，则风去湿除热清，症状自止。方中之芋环干，具祛风、利湿、解毒、化瘀之效，配合甘草有肾上腺皮质激素样作用，用于小儿皮疹，甚为合理有效。嘱患儿来年秋季前续服上方加减乃未病先防，体现陈辉清对此例小儿皮疹发生发展规律的把控。

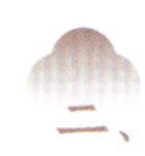

二、清肺消风，凉血止痒

病案

高某，男，7岁。

主诉：周身风团反复发作10天。

现病史：患儿10天前玩耍汗出当风后出现周身风团块，色淡，高出皮肤，继而肿胀渐消，留有红斑，瘙痒时作，予西替利嗪口服，效果欠佳，受凉或受风则反复发作。

查体：前胸、后背、双耳及眼睛周皮肤现淡红色风团块，抓痕明显，咽红，扁桃体肿大，苔黄腻，心肺听诊无阳性体征。

诊断：瘾疹（风热伏肺证）。

治法：清肺消风，凉血止痒。

处方：五味消毒饮加减。

金银花 10g	野菊花 10g	防风 10g	黄芩 10g
牡丹皮 10g	紫草 10g	地龙 6g	乌梢蛇 10g
地肤子 10g	生地黄 10g	甘草 3g	

二诊：服7剂后，无新发风团块，纳可，口中异味，便干，予前法出入，同时加用运脾消食之品，继服7剂后患儿便调、周身风团块未再发作。

按 此例患儿亦属斑丘疹，周身风团反复发作，色淡，高出皮肤，继而肿胀渐消，留有红斑，瘙痒时作，属中医“瘾疹”范畴，《诸病源候论》有云：“邪气客于皮肤，复逢风寒相折，则起风瘙瘾疹。”瘾疹的发生肺卫首当其冲，因气虚卫外不固，风邪乘虚外袭，与气血相搏，气血运行不畅，风团迭现而致病。古籍又云，邪热客于皮肤，遇风寒所伤则起瘾疹，热多则色赤，风多则色白，甚者痒痛，搔之则成疮。可见疹色白者属寒，病在气分，赤者属热，病在血分。风寒、风热、风湿及气血不足均可导致本病的发生，治疗上当从"风"治之。瘾疹的病位虽在肌表，但与脏腑病变密切相关，尤其与肺关系密切，肺主一身之表，为抵抗外邪的屏障，风邪夹寒或夹热或夹湿束肺，壅滞于体表经脉之间，发为瘾疹。小儿为"纯阳"之体，发病迅速，感邪易于传变，入里化热，临证时以热证多见。因此在祛风、凉血、止痒的同时，佐以清肺之品，如黄芩、桑白皮、地骨皮、芦根等，往往获得较好的疗效。此例患儿系玩耍汗出当风，调护不慎引起，受凉或受风则反复发作，就诊时患儿前胸、后背、双耳及眼睛周围皮肤现淡红色风团块，抓痕明显，咽红，扁桃体肿大，苔黄腻，乃风热外蕴肌肤，内犯肺系，故治以清肺消风、凉血止痒，则风去热清，疹自消。二诊加用运脾消食之品，培土生金，肌表得固，则便调、周身风团块未再发作。

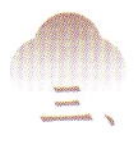

三、解外清内，解毒止痒

病案

陈某，男，4 个月。

主诉：皮疹反复发作 2 个月。

现病史：额面部均有红疹，间有水液或结痂，剧痒引致睡眠不宁。大便秘结或溏泻兼有乳片，舌苔厚浊，曾于某医院治疗，时瘥时剧。

查体：额面部均有红疹，间有水液或结痂，舌苔厚浊。

诊断：奶癣（风热犯肺证）。

治法：解外清内，解毒止痒。

处方：防风通圣散加减。

防风 6g　大黄 3g　芒硝 6g　荆芥 6g
麻黄 6g　栀子 6g　连翘 6g　甘草 3g
桔梗 6g　川芎 6g　石膏 12g　薄荷 3g
大黄 6g　黄芩 6g　白术 9g　芋环干 9g

禁用热水、肥皂洗浴患处，禁牛乳及其制品，治疗 3 天通便颇多，首结末溏，湿疹大瘥，痒亦减轻，睡眠转佳。乃改用民间验方芋环干、鱼腥草、甘草、楂肉常服以解毒止痒，并消乳积，越月湿疹全部告愈。

按　本例患儿亦属斑丘疹，但此例间有渗出水液或结痂，属中医“婴儿湿疹”范畴，中医古典文献中有“浸淫疮”“脐疮”“乳头风”“奶癣”“干癣”“湿癣”等病名。历代医家对婴儿湿疹的认识：《素问·至真大要论篇》曰：“诸痛痒疮，皆属于心。”隋代巢元方《诸病源候论》曰：“浸淫疮，是心家有风热，发于肌肤。”《保婴易知录》更对此病有专论，认为“奶癣”初起可见皮肤泛红、皮疹、瘙痒、渗出黄水，继则皮肤变粗糙，结痂，也可兼见发热，烦躁，小便黄。《医宗金鉴》记载："敛疮始发头眉间，胎中血热受风缠，干痒白屑湿淫水，热极红晕类火丹。"此患儿乃因饮食不当，内生湿毒，外为风邪湿水所侵，故予防风通圣散解表清里，在外透内清之后，再佐以解毒止痒，并消乳积。嘱患儿家属禁用热水、肥皂洗浴患儿患处，禁予患儿饮牛乳及其制品，从饮食生活方面防止湿疹反复。

四、

凉血止血，健脾摄血

病案

陈某，男，3岁。

现病史：血小板减少，血检血小板 $42\times10^9/L$，经某医院收治住院，其间经各种检查排除过敏因素，骨髓象正常，凝血时间延长，以特发性血小板减少症治疗，但因病情反复，血小板升至 $90\times10^9/L$，又复降至 $50\times10^9/L$，出血点无法消除，转介绍中医治疗。接诊时见面目轻浮，㿠白无华，典型使用激素后的"库欣征"。

查体：舌淡，唇无血色，哭声低微，双下肢皮肤见密集紫红色针尖样出血点，以及少许陈旧性瘀斑，咽部轻度充血，舌质淡，苔薄白。

诊断：紫癜（气不摄血证）。

治法：清热凉血止血为主，转以平补脾气摄血。

处方：犀角地黄汤加减。

水牛角 30g　牡丹皮 6g　生栀子 6g　仙鹤草 12g

败酱草 12g　　藕节炭 6g　　白茅根 12g　　太子参 9g

旱莲草 12g　　知母 6g

6 剂之后，精神转佳，下肢出血点减少，色泽变成淡红，血检见明显进步。

二诊：药已初步中的，法方不更，续用 7 剂。

三诊：神色转佳，下肢出血点已近消失，食减，大便软，色黄尿清，血小板 100×10^9/L，上方加鸡内金 6 克，嘱服 10 剂再诊。

四诊：复查血小板升至 132×10^9/L，未发现新的出血点，食馨，已能自行玩耍，唇色转红，舌质仍淡，苔薄白，改用益气养血之归脾汤加减，用药有黄芪、当归、白术、茯苓、焦山楂、炒麦芽、败酱草、旱莲草、甘草。迭进 10 剂后，血小板为 140~150×10^9/L，无新的出血点，病情得以稳定，遂投血肉有情之品鹿茸及温脾补气之白参以固托脾肾，每周使用 1~2 剂，寓火虚缓补之意，历经 2 个月，病情稳定，血安络宁，大功告成。

按　此例患儿皮疹系紫癜型皮疹，属中医“葡萄疫”范畴。祖国文献早有类似记载。隋代《诸病源候论》记载：“斑毒之病，是热气入胃，而胃主肌肉，其热挟毒，蕴积于胃，毒气熏发于肌肉。状如蚊蚤所啮，赤斑起，周匝遍体。”指出了发病与热毒有很大关系。明代《外科正宗·葡萄疫》记载：“葡萄疫，其患多生小儿，感受四时不正之气，郁于皮肤不散，结成大小青紫斑点，色若葡萄，发于遍体头面，乃为腑证。自无表里。邪毒传胃，牙根出血，久则虚人，斑渐方退。”指出本病多发于小儿早期，为邪毒，久病则虚。此患儿出血始因系平素喜食辛辣炸烤食物，内舍血分，血分热盛，迫血妄行，血溢脉外，自皮孔出，而成紫癜。急则治标，止血为治疗的重要环节，故初期以凉血止血为主，待热清邪退，虚象渐显，改用益气养血之归脾汤。后期再以鹿茸及白参固托脾肾，安血宁络，疗效确切。

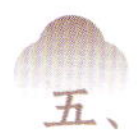

五、结语

儿科疾病中出现皮疹症状颇多，其病因病机纷繁复杂，陈辉清在临床治疗过程中根据皮疹病因病机不同，辨证施治，灵活运用驱邪补虚之法，邪去正安，皮疹自消，疗效显著。

林雅蓉，发表于《中国中医药现代远程教育》2019 年 11 月第 17 卷第 21 期。

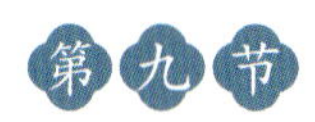

第九节 | 陈辉清辨证治疗小儿荨麻疹经验

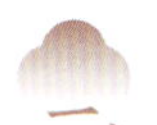

一、审视病机

荨麻疹又称“风疹块”，是由于皮肤、黏膜小血管扩张及渗透性增加出现的一种局限性水肿反应，其临床上可出现大小不等的风团样瘙痒，有时可伴有腹痛、腹泻和气促等症状。根据发病时间的长短，一般把发病急、病程在 3 个月以内者称为急性荨麻疹；风团反复发作超过 3 个月者称为慢性荨麻疹。本病春季多发，病因复杂，不易查明。荨麻疹属于中医“瘾疹”“风瘔瘤”“风疹块”范畴，陈辉清认为本病内在因素多由小儿先天禀赋不足，素体虚弱，或者久病体弱，气血不足，血虚生风生燥；肺脾气虚，卫外失固，腠理不密，肌肤失养，风邪乘虚而入；外因多由外感风寒、风热而诱发，正邪相搏，郁于肌表而发，日久化热，伤及阴液，气虚血亏，久病不愈，而成慢性。一般急性荨麻疹多为实证，慢性荨麻疹多为虚实夹杂之证。

二、证治分类

荨麻疹临床常表现为先有皮肤瘙痒，然后出现红或白色风团。风团大小形态不一，发生部位不定，风团持续数分钟至数小时，其皮疹1日之内可发作数次，每次发作快，消失快，最长不超过24小时都可自行消退，消退后不留任何痕迹，常反复或成批出疹。皮肤对外界物理刺激特别敏感，小儿荨麻疹可有皮肤划痕征，即用指甲划其皮肤，瞬时局部呈现风团样划痕。严重者可伴有全身症状，加高热、头痛、哮喘、喉头水肿、恶心、呕吐、腹痛、腹泻，甚至发生过敏性休克。故陈辉清将小儿荨麻疹从临床症状上辨证分为风热相搏型、风寒外袭型、血虚生风型、肺脾气虚型。

（一）风热相搏型

周身或暴露部位出现红色或粉红色风团，剧痒，皮肤扪之有热感，遇热增剧，得冷则减，常伴发热、心烦口渴、大便干、溲赤等症，舌质红，苔黄，脉数。治法常用辛凉解表、祛风止痒。方用银翘散合消风散加减。方中金银花、连翘疏散风热，荆芥、防风祛风止痒，生地黄、牡丹皮，赤芍凉血活血、祛风止痒，生石膏清热，苦参清热燥湿止痒。

（二）风寒外袭型

周身泛发白色、粉红色风团，瘙痒，受风、遇冷加剧，遇热则缓，常伴发热恶寒、无汗身痛、口不渴等症，舌质淡红，苔白，脉浮紧。治宜疏风散寒、调和营卫。方用桂枝汤加减。方中桂枝、白芍调和营卫，黄芪益气固表，当归、赤芍养血活血，荆芥、防风祛风止痒。

（三）血虚生风型

皮疹反复发作，多见午后或夜间加剧，常有明显抓痕及皮损，皮肤干枯、脱屑结痂，舌质淡，苔薄白，脉沉细而缓。治宜养血润燥、祛风止痒。方用当归饮子加减。方中当归、熟地黄、白芍、川芎，何首乌养血润燥、活血祛风，黄芪健脾益气、益卫固表，干姜、甘草温中健脾，白蒺藜、防风、荆芥祛风止痒。

（四）肺脾气虚型

皮疹常见于暴露部位，疹色苍白或淡红，遇风、遇冷容易诱发，舌质淡，苔白，脉浮弱。治宜补肺健脾、益卫固表。方用玉屏风散加减，黄芪益气固表，白术健脾益气，防风祛风止痒。

三、结语

荨麻疹是常见的过敏性皮肤疾病，病因复杂，临床上本病反复发作，顽固难治，患儿常常瘙痒难耐，严重影响学习和睡眠，而陈辉清运用中医药的整体观念，辨病与辨证相结合，治疗本病疗效凸显，可以做到标本兼治。

林小燕，发表于《中国中医药现代远程教育》2019年10月第17卷第20期。

第五章

育儿科普

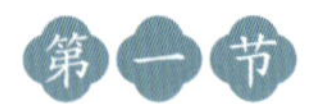

第一节 | 新生儿常见问题及护理

一、关于新生儿“马牙”，您了解吗

马牙是在新生儿上腭中线和（或）齿龈位置出现的肉眼可见的黄白色小颗粒，属于新生儿正常的生理表现。俗称“马牙”或“板牙”，医学上叫作“上皮珠”。上皮珠是由上皮组织细胞堆积而成的，是正常的生理现象，不是病。“马牙”不影响婴儿进食和乳牙的发育，它在出生后的数月内会逐渐脱落。有的婴儿因营养不良，“马牙”不能及时脱落，这也对健康没有影响，不需要医治。

有些家长不知道“马牙”的来历，拿针去挑，或用布去擦，这都是很危险的，因为新生儿口腔黏膜非常薄嫩，黏膜下血管丰富，而新生儿本身的抵抗力很弱，针挑或布擦损伤了口腔黏膜，容易引起细菌感染，发生口腔炎，甚至引发败血症，危及新生儿生命。如果“马牙”过大，影响新生儿吸奶，需到医院由医生进行处理。

家长要做的是注意新生儿的口腔卫生，切不可以为孩子擦掉“马牙”，这样做不利于孩子的健康。正常新生儿无须做口腔护理，只需喂奶后擦净口唇、嘴角和颌下的奶渍，保持皮肤黏膜干净清爽即可。

二、新生儿乳房为什么会肿大

出生 3~5 天的新生儿，不论男宝宝或女宝宝，有的会出现双侧或单侧乳房一时性肿胀，如同蚕豆或杏核大小，有时还可看到少量乳汁样的淡黄色液体流出。这些现象常使年轻的父母不解，深感不安。其实，新生儿出现乳房肿大及泌乳的现象是正常的，父母不必担心。这种现象主要是由于胎儿在母体内受到了母亲雌激素、孕激素、催乳素等的持续影响而产生的，一般在出生后 2~3 周就会自然消失，极少数要持续 1 个月以上。这是新生儿特有的生理现象，医学上称为新生儿乳腺肿胀，不必做特殊处理。

家长如果看到新生儿乳房肿大，或有乳汁分泌，不必紧张，切忌用手去挤，以免发生细菌感染。新生儿皮肤娇嫩，免疫功能低下，对细菌抵抗力弱，挤压时一旦皮肤受损，病菌就会乘虚而入，从皮肤破损处进入乳腺管。金黄色葡萄球菌感染会造成新生儿急性乳腺炎，严重时还可导致败血症。新生儿乳房肿大、泌乳的同时伴有乳房处皮肤发红、肿胀，触之孩子即哭闹，也应考虑乳腺炎，要及时到医院诊治。

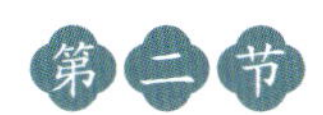

第二节 | 小儿常见口腔问题及处理

一、什么是“地图舌”

地图舌是小儿常见的舌病，是由于舌黏膜上皮（丝状乳头）剥脱所致，一般呈圆形或椭圆形，不规则，边缘常见一圈灰色隆起，初看很像一幅地图，因而称为地图舌。病程较长，常可反复多年不愈，多见于6个月以上婴幼儿。

地图舌多见于消化功能紊乱，或患病时间较长，体内气阴两伤的患儿。患有地图舌的宝宝，往往容易偏食、挑食、喜冷饮、睡眠不佳、爱踢被子。小宝宝容易哭闹，出现潮热盗汗、面色萎黄无光泽、怕冷、手足心热。

有地图舌的宝宝，是因为维生素、微量元素缺乏造成的，平时要多吃新鲜的蔬菜、水果，以及富含蛋白质食物，如鱼、肉、蛋、豆等，少吃煎炸、熏烤、油腻、辛辣食物。

二、“烂嘴角”就是上火了吗

“烂嘴角”有个规范的名称叫“口角炎”，以B族维生素缺乏引起的口角炎最为常见。多为双侧发病，也可单侧发病。口角处皮肤湿白、皲裂，疼痛不明显。继发感染时皲裂加深，局部可形成结痂，口唇活动时易裂伤出血，疼痛明显，张口受限。

由维生素缺乏引起的口角炎，应补充维生素 B_2、叶酸等。有其他的全身疾病，如贫血等，应积极治疗全身疾病。有结痂形成时，应采用局部湿敷的方法去除痂皮，然后用抗生素软膏外涂。

防治方法除服用复合 B 族维生素外，最佳的方法是食用含维生素 B_2 较多的食物，如动物肝脏、动物肾脏、蛋黄、胡萝卜、香菇、橘子、橙、芹菜、奶制品等。天气寒冷或干燥，使嘴角皮肤黏膜干裂，此时葡萄球菌、链球菌就会乘虚而入，形成口角炎，这时可用抗炎药膏，如金霉素眼膏等涂于口角处。

婴幼儿流涎较多，口角部位较湿润，这正是念珠菌生长繁殖的温床。霉菌性口角炎可用曲安奈德益康唑乳膏或克霉唑软膏等涂于口角。小儿患了口角炎后，由于受到炎症的刺激，会不时用舌头舔患处，甚至常用手去揭痂皮，此时家长应进行制止，因为小儿手上有不少细菌，会引起糜烂感染，致使病情加重。

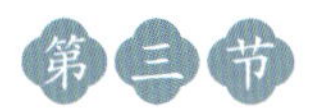

第三节 小儿外科常见问题及处理

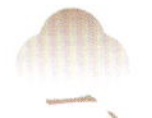

一、不可忽视的“叠中叠”——肠套叠

肠套叠以 1 岁内小儿多见，2 岁以后随年龄增长发病逐年减少，成年期较少见。肠套叠一年四季均可发病，以春末、夏初发病率最高，可能与上呼吸道感染及淋巴结病毒感染有关，夏季、冬季发病率次之，秋季较少见。

肠套叠多发生于婴幼儿，主要表现如下：阵发性哭闹不安；呕吐，初为奶汁及乳块或其他食物，以后转为胆汁样物；腹部包块；果酱样血便；早期除面色苍白、烦躁不安外，营养状况良好；晚期患儿可有脱水、电解质紊乱、精神萎靡不振、嗜睡、反应迟钝；发生肠坏死时，有腹膜炎表现，可出现中毒性休克等症状。

小儿肠套叠分非手术疗法和手术疗法两种，在非手术疗法中空气灌肠复位已被长期应用。积极预防呼吸道和消化道感染，是避免急性肠套叠的有效措施。避免突然改变小儿的饮食习惯，日常生活中要多饮水。

二、疝气不“善”，带你认识腹股沟疝

小儿腹股沟疝均是斜疝，几乎都是由于先天性鞘突未闭导致

的，但不是所有开放的鞘突都将发生腹股沟疝。2 岁以后，疝的发生率就有所降低。

婴儿的腹股沟疝可于出生后第一次剧烈哭闹时就被发现，特别是早产儿，因其鞘突尚未完全闭合，疝的发生率较高，但一般是在 2~3 个月或更晚一些时候被发现。包块只是在哭闹或用力时才在外环部突出，如予以喂奶或安静后包块即消失。

幼儿或较大儿童的腹股沟疝，随着发作次数的增加，膨出的包块向阴囊上部伸展增大，部分患儿包块进入阴囊内，甚至阴囊底，在腹腔外停留时间也延长，平卧后包块可消失。没有并发症的腹股沟疝除有坠胀感外，一般不觉痛苦，生长发育也和正常小儿无差别。

尽管腹膜鞘突在出生后可继续闭塞，但有疝的小儿却很少有自愈可能，因此，腹股沟疝经诊断后都应进行手术治疗。手术治疗腹股沟疝相当安全，不受年龄限制，所以可以咨询医生后选择适当时机进行手术。

第四节 小儿秋泻怎么办

小儿秋季腹泻又简称为“秋泻”，好发于6个月至2岁的小儿，多为轮状病毒感染。中医学中，秋季五行属金，五脏对应肺，肺与大肠互为表里，两者相通，故在秋季最常见的就是咳嗽和腹泻。中医有“无湿不成泻”“湿多成五泻”的说法，在《黄帝内经》又有“夏伤于暑，秋为痎疟”，炎热的夏季刚过，夏季被暑气所伤，暑多夹湿，阻碍气机，秋天就会发生腹泻等疾病。

秋天是处于“阳消阴长”的过渡阶段，昼夜温差大，加之秋收瓜果多，瓜果多属寒凉之品。小儿为“稚阴稚阳”之体，五脏六腑虽全，但全而未壮，脾常不足，感受外邪，内伤乳食，或脾肾阳虚，均可导致脾胃运化功能失调而发生小儿腹泻。腹泻的中医辨证有“伤食泻”“湿热泻”“脾虚泻”“寒湿泻”等类型，其中医治疗方案因人而异，需要专业的中医师进行辨证治疗。

中医还常通过穴位推拿和穴位贴敷调理小儿脾胃功能进而治疗秋泻。脐部即神阙穴，内连五脏六腑，为冲任经气汇集之处。现代医学研究表明，脐在胚胎发育过程中为腹壁最后闭合之处，其表皮层最薄，局部无皮下脂肪，屏障功能最弱，药物敷脐易于穿透，药力可直达病所。脐部穴位贴敷可调整肠胃功能，促进吸收，有温中散寒、健脾燥湿、涩肠止泻的功效。

小儿推拿不仅能健脾止泻还能调理体质，增强机体免疫力起到防病治病的作用，且安全有效，无不良反应，尤其是对腹泻后期出现的大便次数增多、食欲不振、腹胀症状有其独特的优势。

秋泻护理的注意事项如下。

（1）要注意腹部防寒保暖。

（2）食用健脾和胃的食物，如大米、小米、薏米、莲子、山药等。

（3）禁食油腻及生冷食物，宜进食清淡、易消化的食物。

（4）慎用止泻药，可少量多次补充些口服补液盐，预防脱水。如出现腹泻十余次，量多、眼窝凹陷、皮肤松弛等脱水者，或高热不退等严重病症，应及时去医院就诊。

（5）每次便后为小儿清洗臀部，外用些油脂类的药膏涂抹，以防被粪便、尿液浸渍而出现尿布皮炎。

（6）密切观察病情变化，及早发现腹泻变证。

（7）就医时如需粪便检查，要带没有被污染的、排便一小时以内的粪便。

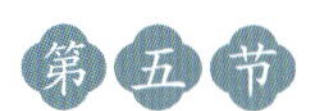 小儿多汗是缺钙吗

小儿出汗有很多种原因，正常的玩耍和体育锻炼也会导致小儿出汗，还有其他的病因都会让儿童出汗。现在来科普一下，小儿多汗与缺钙之间的联系。

一、什么是小儿多汗

小儿多汗是儿科病症中最为常见的一种，可分为生理性和病理性。哭闹、进食、哺乳、运动、暑热、激动都会出汗，小儿时期新陈代谢旺盛，出汗较成人多，这是正常现象。病理性多汗一般指小儿处于日常环境安静的状态下，例如上课、睡觉或看电视，出现的全身或者身体局部排汗过多，这时应该考虑到病理性多汗，例如低血钙，神经内分泌失调或者感染性疾病引起者。长时间地出汗过多容易引起电解质紊乱，营养物质的消耗，进而导致儿童免疫能力低下，容易感染上呼吸道疾病。

二、小儿多汗的原因

小儿与成年人相比，新陈代谢更加旺盛，这是导致儿童出汗量大的原因。小儿年龄较小，不能够较为准确地自我表达，经常是由家长代诉，手脚及腋窝等部位汗多有时未能引起家长的足够重视。

另外，小儿多汗应该考虑到家族遗传因素。

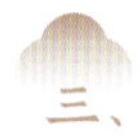

三、小儿多汗与缺钙有关吗

缺钙会导致小儿多汗，但小儿出汗也应该考虑其他因素，缺钙只是众多原因中的一种。所以小儿多汗应该请专业的医生诊断，切不可家长自行判断。

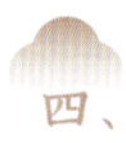

四、小儿多汗应注意什么

小儿出汗一般在初睡时最多，可用柔软的干毛巾将头发、面部、身上的汗液拭干，并帮孩子侧翻身，防止身下捂汗。关闭门窗，防止对流风直吹孩子身上而着凉。

小儿多汗，机体处于较虚弱的状态，此时很多家长给小儿食用人参、胎盘粉、鸡鸭鱼肉、生猛海鲜等，以“大补”。这种想法实在不可取，进食大量难以消化的食物，会加重脾胃的负担，造成胃肠功能紊乱，食物得不到有效的消化，营养物质就不能被人体所吸收利用，甚至还会引起疾病。只要做到一日三餐规律饮食，高蛋白食物、谷类、蔬菜、水果搭配合理，忌食辛辣及煎炒食品，保证充足的营养供应即可。

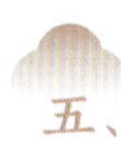

五、小儿为什么要补钙

钙是人体的必需元素，我们的骨骼和牙齿的正常生长都需要它，而这两个组织占据人体总钙量的 99%。而另一些钙则以游离的形式分布于人体的软组织内。可调节人体细胞和凝血功能，促进酶的活性，维持肌肉与神经的兴奋以及血液里的酸碱平衡。

小儿缺钙的原因较多，主要的原因是因为儿童的生长速度过快，需要大量的钙来维持身体的发育，有些孩子不愿意外出活动，缺乏太阳的直射，导致缺钙。母亲本身缺钙，母乳喂养的孩子在婴儿时期对钙的吸收不足，也会导致缺钙。从临床表现来说，小儿缺钙的表现是不断加剧的，出汗多、易惊、夜啼、掉发多是缺钙初期所带来的典型症状。若是家长不重视，继续让病情发展下去，那么可能会出现颅骨软化、方颅、牙齿萌发得晚、鸡胸、漏斗胸、肋骨串珠、O 形腿、运动不灵、语言能力下降等，最为严重的可能会出现骨骼变形。

对于小儿来说，钙的摄取十分重要，所以应该尽量让小儿多喝牛奶。此外，维生素 D 可以促进人体对钙的吸收，如果体内同时缺乏维生素 D 和钙则会导致骨质疏松。维生素 D 都不能在体内自然产生，需要我们通过晒太阳来促进人体合成或通过食物来摄取。

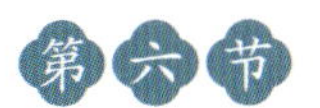 儿童冬季保健有妙招

自然界中，春夏阳气生发，能量生发至树叶，树木枝繁叶茂，一派生机繁荣之象，秋冬阳气敛藏，能量潜藏至树根，故树叶干枯凋零，一派肃杀之态，中医讲援物比类，在人体气血随着季节亦是如此变化的，故中医讲春夏养阳，养的是阳气的生发，秋冬养阴，养的是阳气的潜藏。《黄帝内经》曰："冬三月，此谓闭藏。水冰地坼，无扰乎阳，早卧晚起，必待日光……"经典医籍给我们的启示就是冬天养生注重阳气的固护敛藏。

接下来从儿童的饮食、穿着、运动、睡眠等方面来谈谈儿童冬天应如何固护阳气，潜藏阳气。

饮食。寒冷季节，老一辈常有"贴秋膘""冬季进补，上山打虎"等说法，冬日进补是为了获取更多的能量以抵御严寒，但是现在北方有暖气，生活在南方的我们也渐感现在的冬天没有以往那么冷了，加上现在生活条件好，很多南方家庭冬天也会开暖气，所以还是按照老观念让孩子多吃温热食物显然已不合时宜，易造成儿童积滞积热。冬天儿童若出现口臭、磨牙、打鼾、腹胀、舌苔厚腻、大便干结或者黏腻臭秽、腹部及四肢热等症，说明已经进补过度造成积食了，常言道"饮食自倍，肠胃乃伤""物无美恶，过则为灾""过犹不及"。所以吃得多不一定等于有营养，不等于吸收得好，"若要小儿安，常带三分饥与寒"，少吃点，留点空间给肠胃运化，才能将营养物质消化吸收好。冬天藏得好，春天生发得才

好，才能为儿童来年春夏季节的长个奠定基础。

穿着。儿童冬天穿得多已是现在普遍常态，儿童喜动，穿着过多，妨碍运动，影响儿童运动系统的发育；冬天是以闭藏为主，穿着多，往往过热造成腠理开泄汗出，阳气外泄。《黄帝内经》有云“冬不藏精，春必病温”，冬季汗出过多阳气无法潜藏，就像冬天种子没有养好，来年春天小树苗长得不好，就容易生病。若小儿冬日穿着过暖，就像温室里的小花朵，没有经历过外界的“风吹雨打”，其腠理的开合功能无法随着外界气温的冷热而调节，免疫力就偏弱，且汗出毛孔开泄，易受外界寒气侵袭；另外穿着过多，亦会影响体表散热，表热不从表泄，就容易上冲造成头面五官的“上火”，所以穿得过多反倒更易生病。冬天父母应该摸其后背，后背无汗而手脚温暖，这样就够了。

运动。冬天稍微活动至周身温暖即可，以静以藏为主，切忌大汗淋漓，冬泳、夜跑明显违背人体夜间及冬日气血应该潜藏的规律，不仅达不到锻炼的目的，还会伤及阳气。

睡眠。作业的负担，丰富的家庭夜生活，晚睡已经非常普遍，古人言，“冬三月，早卧晚起，必待日光”，早睡晚起是冬天涵养阳气所必须遵循的。

第七节 | 小儿中暑知多少

暑乃夏之主气，为火热所化，因暑邪发生于夏至之后、立秋之前，故有明显的季节性，独见于夏令。夏季热浪滚滚，暑气逼人，应避之有时，谨防中暑。预防的关键在于改善外环境，同时加大对中暑防治知识的宣传。

中暑发生前多有一些先兆，如大量出汗、口渴、全身软弱、四肢无力、头晕、头痛、恶心、体温正常或略有升高（不超过37.5℃）。若继续在高温环境下，则可发生中暑。轻度中暑通常表现为除有先兆症状外，出现发热、体温38.5℃以上，面色潮红、皮肤灼热，或伴有呼吸及循环衰竭的早期症状，如面色苍白、恶心呕吐、大量出汗、皮肤湿冷、血压下降和脉搏细弱而快等情况。重度中暑除有上述表现外，继现汗闭高热，体温在40℃以上，患儿还可有昏倒或发生痉挛，或皮肤干燥无汗等症状。

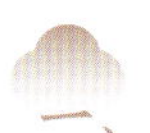

一、未病先防

一是要保持室内通风降温。二是多让孩子吃些富含维生素和水分的瓜果，喝些清热解暑的饮品或清粥，少吃油腻、煎炸或刺激性食物，以适应夏季胃肠的消化功能。三是注意补充水分，不要让身体因散失过多水分而脱水，进而引发中暑；出汗较多时，最好及时补充水和电解质，饮用含盐饮料。四是合理安排作息时间，不宜在炎热的中午、强烈的日光下活动，户外活动最好安排在清晨或者黄昏后，保持充足的睡眠。五是保持情绪的稳定。

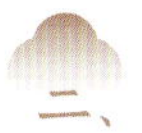

二、既病防变

（1）先兆中暑：千万不要着急，应迅速将患儿转移至通风、阴凉、干爽的地方或空调房间（温度不宜太低，保持在23~27℃）。使其平卧休息并解开衣扣，如衣服被汗水湿透应更换衣服。同时打开电扇以便尽快散热，但风不要直接朝宝宝身上吹。予防暑药品或饮品（如十滴水、仁丹、藿香正气水、绿豆汤等），短时间内症状即可消失。

（2）轻度中暑：在先兆中暑处理措施的基础上可用湿毛巾冷敷头部、腋下以及腹股沟等处，或可用温水擦拭全身，同时进行皮肤、肌肉按摩，加速血液循环，促进散热。一般休息后体温可在4h内恢复正常。

（3）重度中暑：应迅速降温，保持患儿呼吸道通畅，切不可当作普通中暑处理，要及时拨打急救电话或送患儿到附近的医院进行治疗。

第八节 | 儿童也会得面瘫吗

6岁的小颖宝是个爱笑爱美的小女孩，马上就要上小学了，开学前几周便对新校园充满向往。一天清早，小颖宝像往常一样对着爸爸妈妈开心地微笑。“呀，小宝，你的脸怎么了，怎么像在做鬼脸，”妈妈快速唤来了爸爸，“小宝怎么睡了一觉，眼睛也闭不上了，嘴巴也歪了，连鼻子也斜了。”这下爱笑爱美的小颖宝怎么也笑不出来了，马上就要开学了，带着这样的“鬼脸”怎么认识新同学、新朋友呀。爸爸、妈妈赶紧将小颖宝带到医院。原来，小颖宝得的是面瘫，又叫做“吊线风”“卒口僻”等。面瘫病西医称“面神经炎症”“面神经麻痹”。春季万物复苏，人体阳气升发，肌肤腠理疏松，而春季乃风邪主令，“风为百病之长”，风邪最易在此时侵入人体，上犯头目，引发面瘫。很多家长认为面瘫是成人才会得的疾病，实则不然，儿童为“稚阴稚阳之体”，最易受风邪侵犯，尤其在这乍暖还寒时节，儿童面瘫最为多发。患儿常无前驱症状，于睡醒后被发现，部分患者可由病毒性感冒、中耳炎、耳道疱疹病毒感染后损伤面神经而引发面瘫。

一、如何判断是否得了面瘫

面瘫往往表现为一侧面部表情肌突然瘫痪，同侧前额皱纹消失，眼裂扩大，鼻唇沟变浅，面部被牵向健侧。

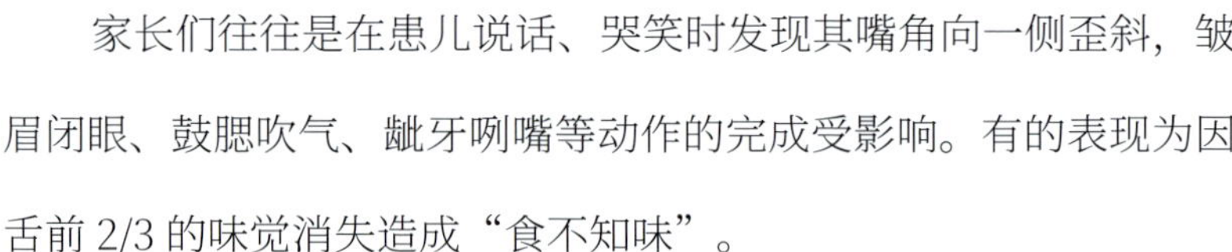

家长们往往是在患儿说话、哭笑时发现其嘴角向一侧歪斜，皱眉闭眼、鼓腮吹气、龇牙咧嘴等动作的完成受影响。有的表现为因舌前 2/3 的味觉消失造成“食不知味”。

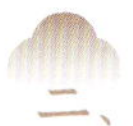

二、发生面瘫后该怎么办

家长们如果发现自家孩子有上述症状，应立刻带患儿到医院就诊，排除中枢性面瘫，尽早治疗。虽然轻度面瘫不影响正常生活，但毕竟关乎“面子”问题，若是留下面瘫后遗症会影响孩子一辈子。

传统医学认为面瘫是风邪上犯头目，经络痹阻，气血郁滞，面部经络、经筋失于濡养，以致面肌弛缓不收。目前治疗方案可采用中西医结合治疗，见效快，面瘫后遗症少。其中针灸治疗一直被认为是治疗面瘫的好方法，能起到疏风通络、调和气血、消炎消肿、改善循环的作用，还可以配合穴位注射，以更精准地营养受损的神经及肌肉，达到事半功倍之效。

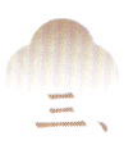

三、面瘫后该注意什么

注意面部及耳后防风防受凉，出门戴口罩、帽子。闭眼不全甚至闭眼不能的患儿应减少户外活动，注意眼部卫生，防止感染。配合面部按摩及面肌康复运动，以加快面肌功能恢复。饮食宜清淡有营养，忌油腻。

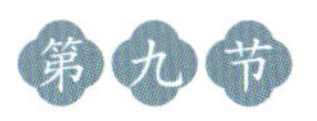

第九节 中药煎煮方法及注意事项

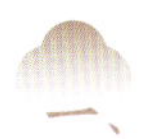

一、中药偏苦，有什么好办法

可以在中药中加点蜂蜜（1 岁以上小儿），或吃完中药后给一小块冰糖。

二、中药煎煮方法

（1）器具：最好选用砂锅，其次可以用不锈钢锅，禁用铁、铜、铝等金属器具。

（2）加水多少：以液面淹没过中药 2cm 为宜，相当于人体食指末节长度，或者以筷子可以顺畅搅动为宜。

（3）煎前浸泡：一般浸泡 20~30min，夏季气温高，浸泡时间不宜过长。

（4）煎煮火候：先用大火煮开，改小火煎煮 20min 左右即可；补益药可适当延长煎煮时间。

（5）煎煮次数：一剂药一般煎煮 2 次，补益药可熬煮 3 遍。第二遍药可在第一遍熬好后马上再熬，以避免夏季高温药渣变质。两煎或三煎药液混合后分 2 次或多次服用。

（6）煎煮好后倒出药液，最好要挤压一下药渣，把有效成分

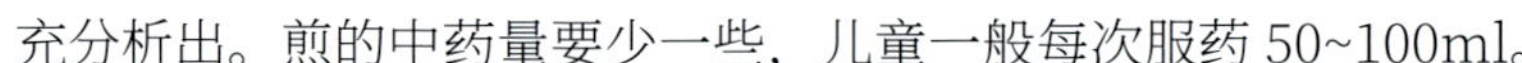
充分析出。煎的中药量要少一些，儿童一般每次服药 50~100ml。

三、服中药有哪些注意事项

（1）服用白参、西洋参、红参等补药时，一般不吃萝卜，因为萝卜有理气作用，会减少人参的药力。

（2）服清内热及性凉的解热中药如玄参、生地黄、金银花、连翘、大青叶等，不宜食用生姜、葱、蒜、胡椒、狗肉等热性食物，否则会降低药物的作用；服用温性中药时，应忌生冷食物及冷饮。

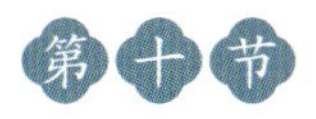 第十节 | 水果的寒热温凉及食用宜忌

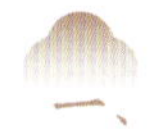

一、水果的寒热温凉

（1）寒性水果：西瓜、山竹、香瓜、梨、香蕉、猕猴桃、柿子、甜瓜、椰子、圣女果。适宜人群：实热体质。功效：解燥热。有助解燥热，清热火，对于面红目赤，牙龈肿痛，口干渴，小便短赤，大便燥结，舌红苔黄燥的实火病症有很好缓解效果。一般来说，实热体质的人夏天代谢旺盛，交感神经占优势，出汗多，经常脸色通红，口干舌燥，易烦躁，容易便秘，喜凉饮。肠胃功能不好的孩子，不太适合吃寒性水果，如果真的很想吃，可在午饭后晚饭前，少少吃一点，不可过量。

（2）温性水果：苹果、葡萄、甘蔗、百香果、柠檬、番石榴、木瓜、橄榄、菠萝、芒果。适宜人群：各种体质。功效：平补阴阳。温性水果比较温和，寒性、热性体质的人吃了都不会有剧烈的反应，适合各种人食用。

（3）热性水果：荔枝、桃子、龙眼、樱桃、大枣、榴莲、橘子、芦柑。适宜人群：虚寒体质。功效：补虚寒。对虚寒体质的人来说，他们气虚脾虚，基础代谢低，产生热量少。相比较而言，这些人的面色比常人的白，很少口渴，不喜欢接触凉的东西和环境包括进空调房，所以这些人多吃些温热水果无疑是补寒的妙法。

二、常见水果食用宜忌

（1）龙眼：属湿热食物，多食易滞气，有上呼吸道炎症的时候不宜食用。凡舌苔厚腻，胀满，便溏，消化不良者忌食。性热助火，小儿少食。

（2）榴莲：性热，咽干，舌燥，咽痛热病体质和阴虚火旺者慎用，小儿尽量不食，或与山竹同时食用，可抑制温热火气。

（3）杏：味酸，性热，不可多食，杏的酸味对牙齿不利，对小儿的骨骼发育有一定影响，过食会鼻衄、生疮。

（4）荔枝：易上火，过量食用会导致低血糖，轻者易致咳嗽、痰多、咽痛。

（5）杨梅：含钾丰富，对夏天大量出汗，可起到补钾的效用。

（6）芒果：味甘酸，性凉。清热上津，解渴利尿，益胃止呃，特别适合胃气虚弱者。但不少人对其过敏，应予注意。其与菠萝不能同吃，易致过敏，对过敏体质、口腔黏膜幼嫩的孩子尤为不宜。

（7）菠萝：不宜与蛋白质丰富的牛奶、鸡蛋同时食用，果酸可使蛋白质凝固。

（8）番石榴：不易消化，便秘慎用，建议有便秘或内热者不吃。闽南一带有将番石榴切片蘸盐或撒上酸梅粉的吃法会破坏其营养价值。石榴皮所含的维生素 C 是橘子的 5 倍，含钾丰富，可预防心脑疾病。

（9）无花果：又名天生子、蚤果、文仙果、奶浆果，甘寒，入肺、脾、大肠经。润肺止咳，清热润肠。可治疗支气管炎、哮喘、肺热声嘶、咽喉肿痛、消化不良、肠热肠炎、痢疾、便秘、痔疮。15~30g，煎服，可作食物性轻泻剂，中寒者忌食。

（10）西瓜：甘寒，入心、胃、膀胱经。清热解暑，止渴利尿。治暑热伤津，心烦口渴。西瓜绿色外皮又称西瓜翠衣，有天然白虎汤美名，以之煎汤代茶，清暑解热。

（11）百香果：生津利咽，润肠通便，排毒养颜，富含17种氨基酸及多种维生素、微量元素，具清肠健胃，促进代谢、消化等作用。食用百香果有助于治疗咽干和声嘶。

（12）火龙果：又称红龙果、仙人果、吉祥果。红心比白心口感更好，水分更足，甜味更好。性凉，味甘酸，润肺止咳，润肠通便。排毒护胃，促消化，清宿便。其含丰富的矿物质、植物白蛋白、水溶性膳食纤维、不饱和脂肪酸、维生素。

（13）苹果：味甘，性凉，健脾益胃补气，生津润燥，适于脾虚食少，煮熟食用还能养胃止泻。

（14）柿子：含单宁醇，易与胃酸结合，不宜空腹吃。

（15）山楂：酸甜可口，消食化积，是增进食欲的最佳果品之一，但不宜过食，以防伤胃。

儿科世家

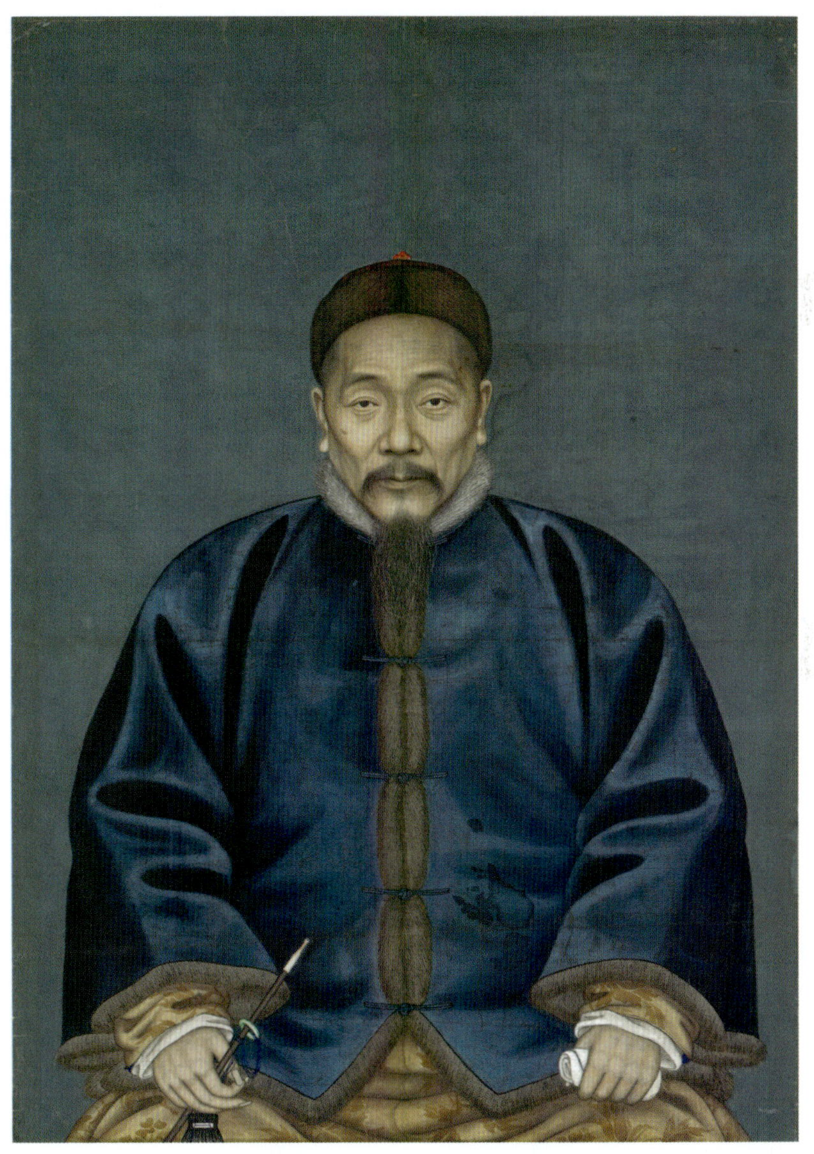

陈辉清太祖父 四世医陈燮藩

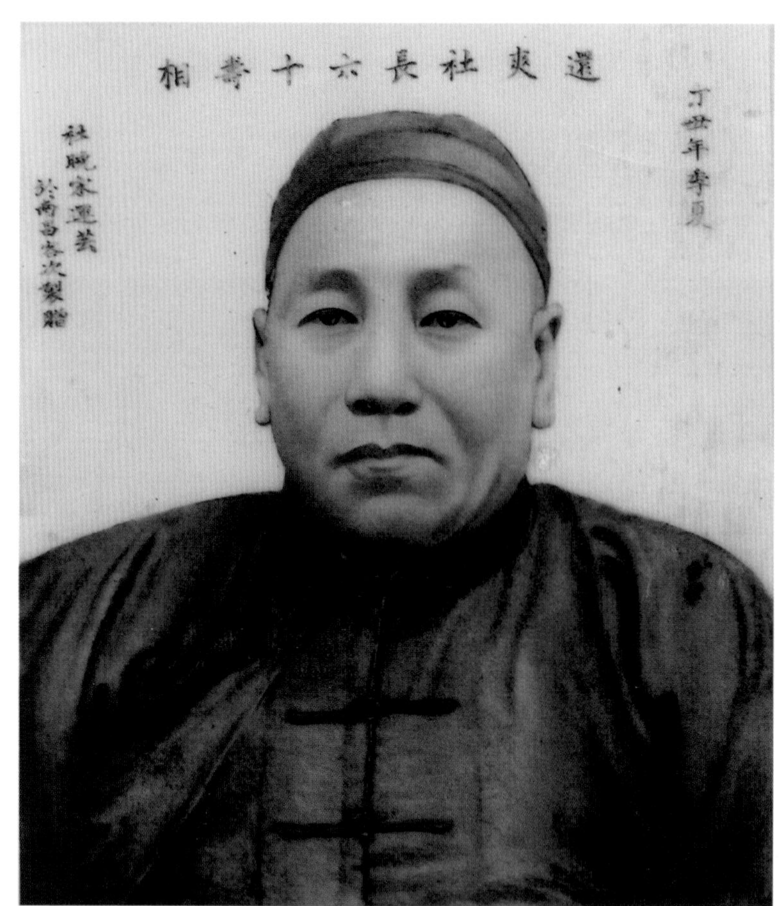

陈辉清祖父五世医陈笃初

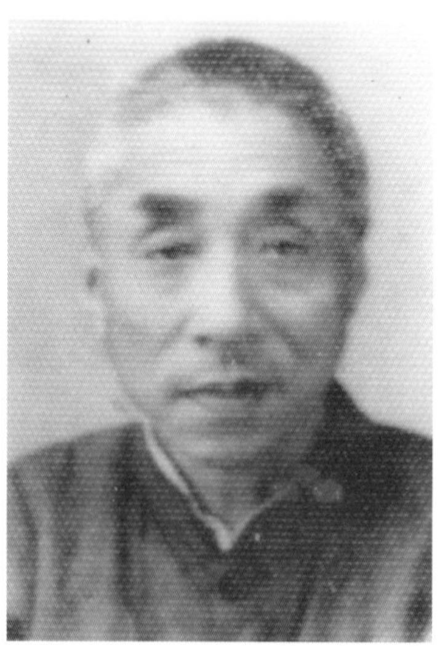

陈辉清伯父六世医陈逸园

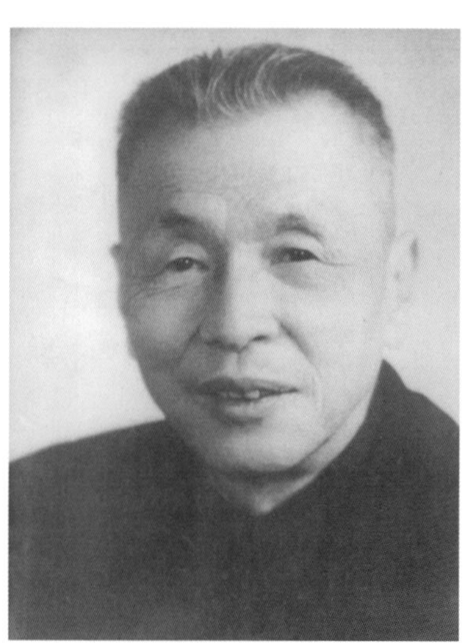

陈辉清父亲六世医陈桐雨

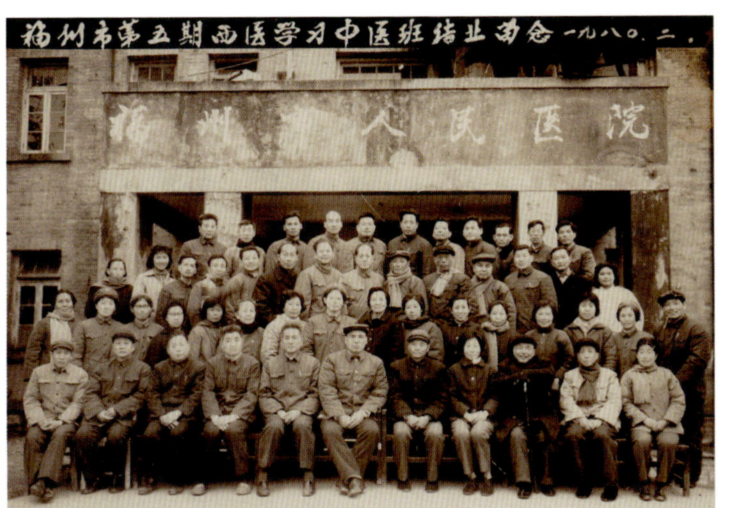

1980年福州市第五期西医学习中医班结业留影（陈桐雨第一排右三）

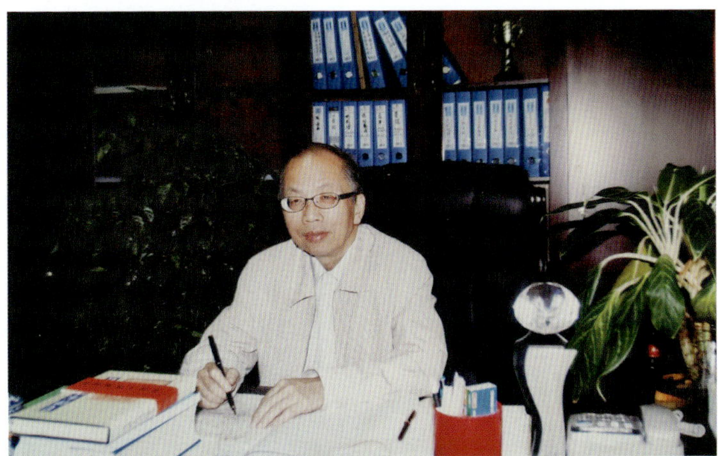

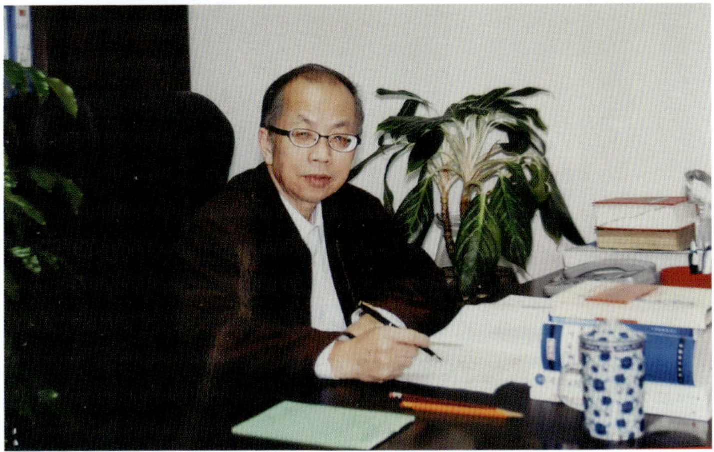

七世医陈辉清工作照

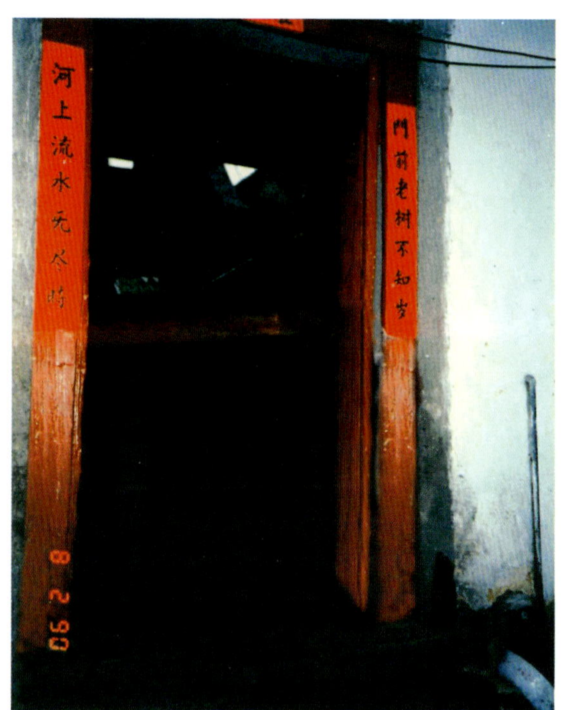

桂枝里故居门前楹联

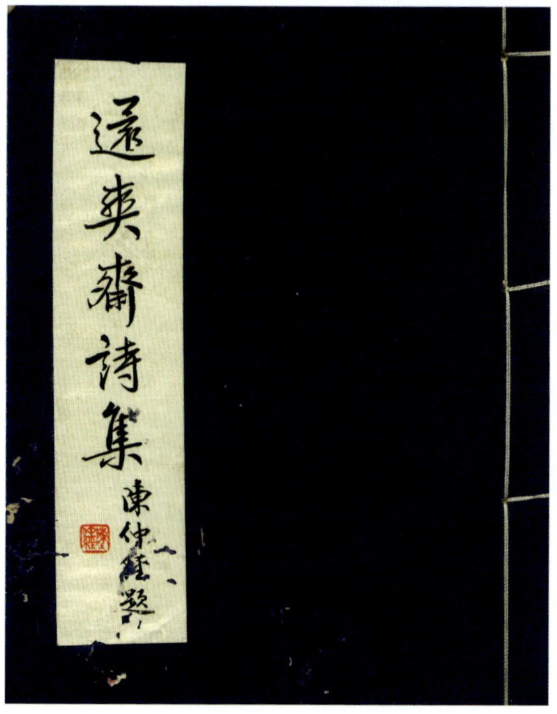

陈笃初《还爽斋诗集》书影

還爽齋詩集序

福州之有詩社始於五十四年前壬子月兩集陳子篤初之還爽齋為折枝吟至戊寅篤初即世遂不復集甚矣事之舉廢繫乎人也篤初以小兒醫擅名門如市輒乘暇治古近體詩獨勤勤乃精人第稱其工折枝未足以盡之屆者令子逸園桐雨益予石平詩寒將以遺稿付剞劂請序於予喜其能繼志述事也乃言曰篤初之詩敦厚醇潔如其人集中懷人感事詠物諸作具

《还爽斋诗集》序

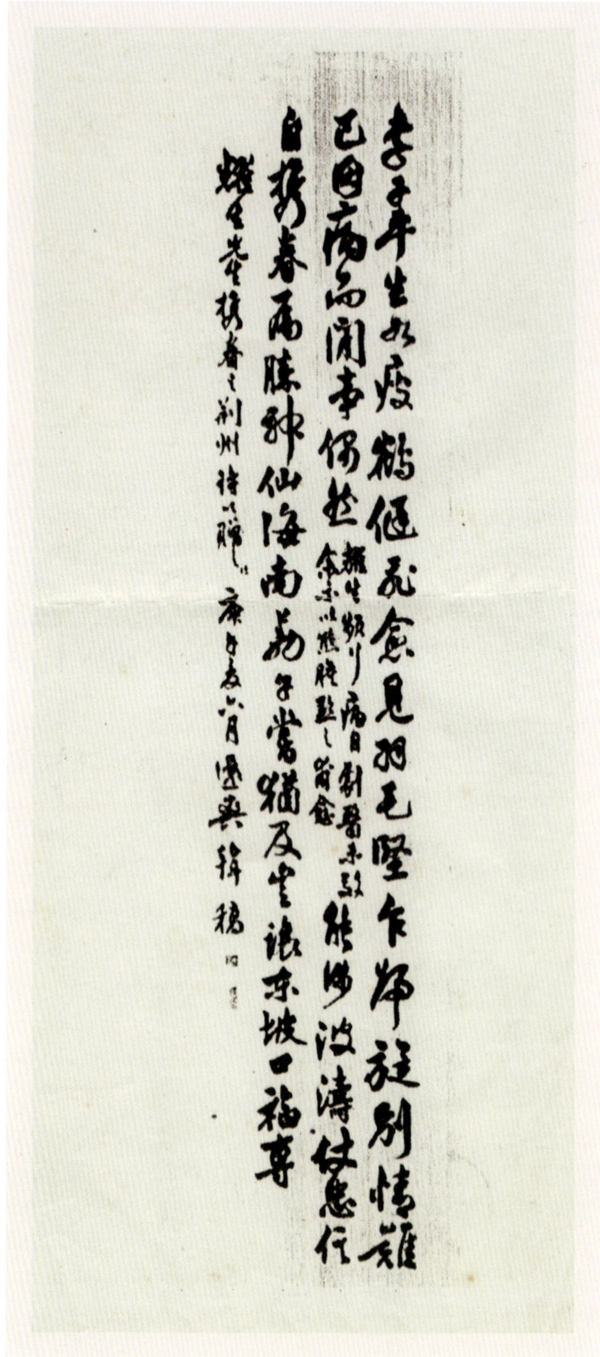

陈笃初书法作品

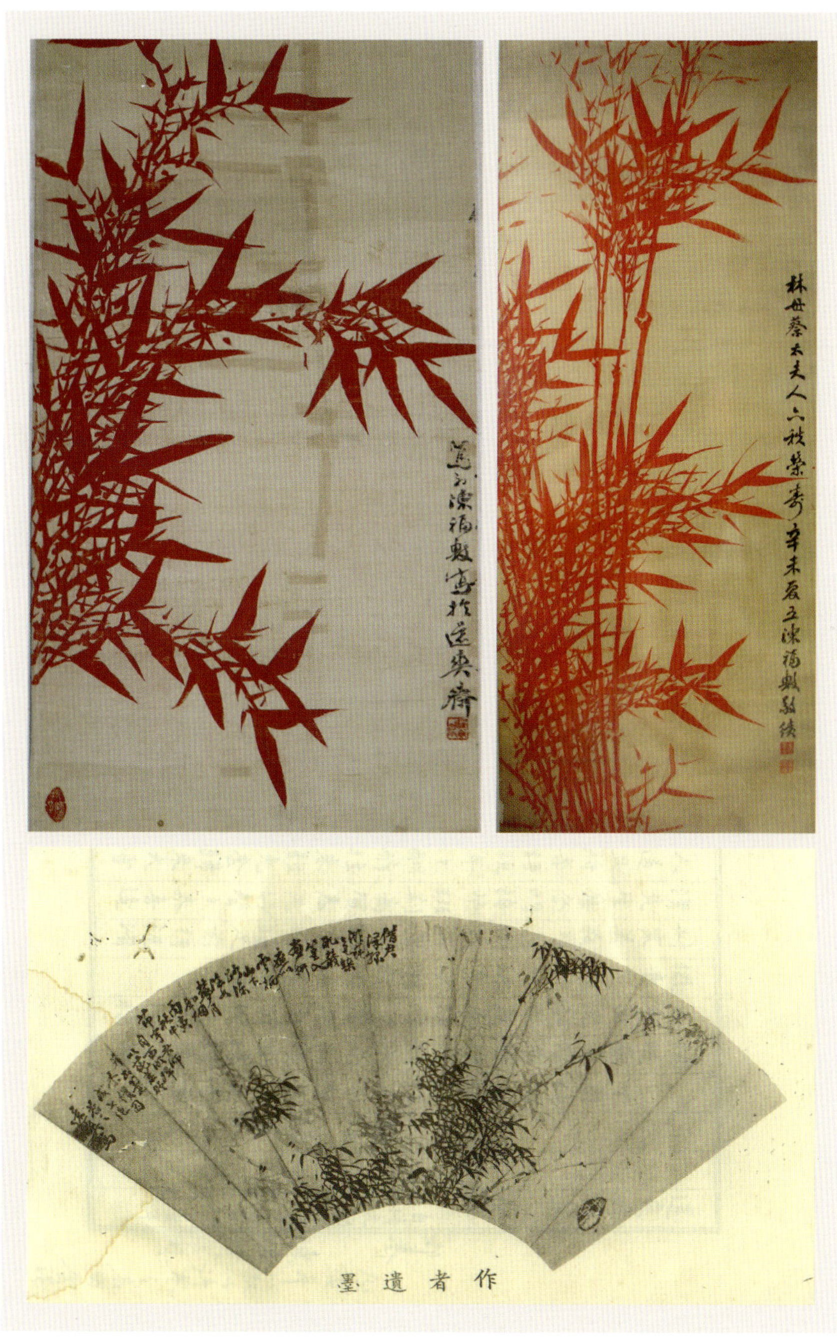

作者遗墨

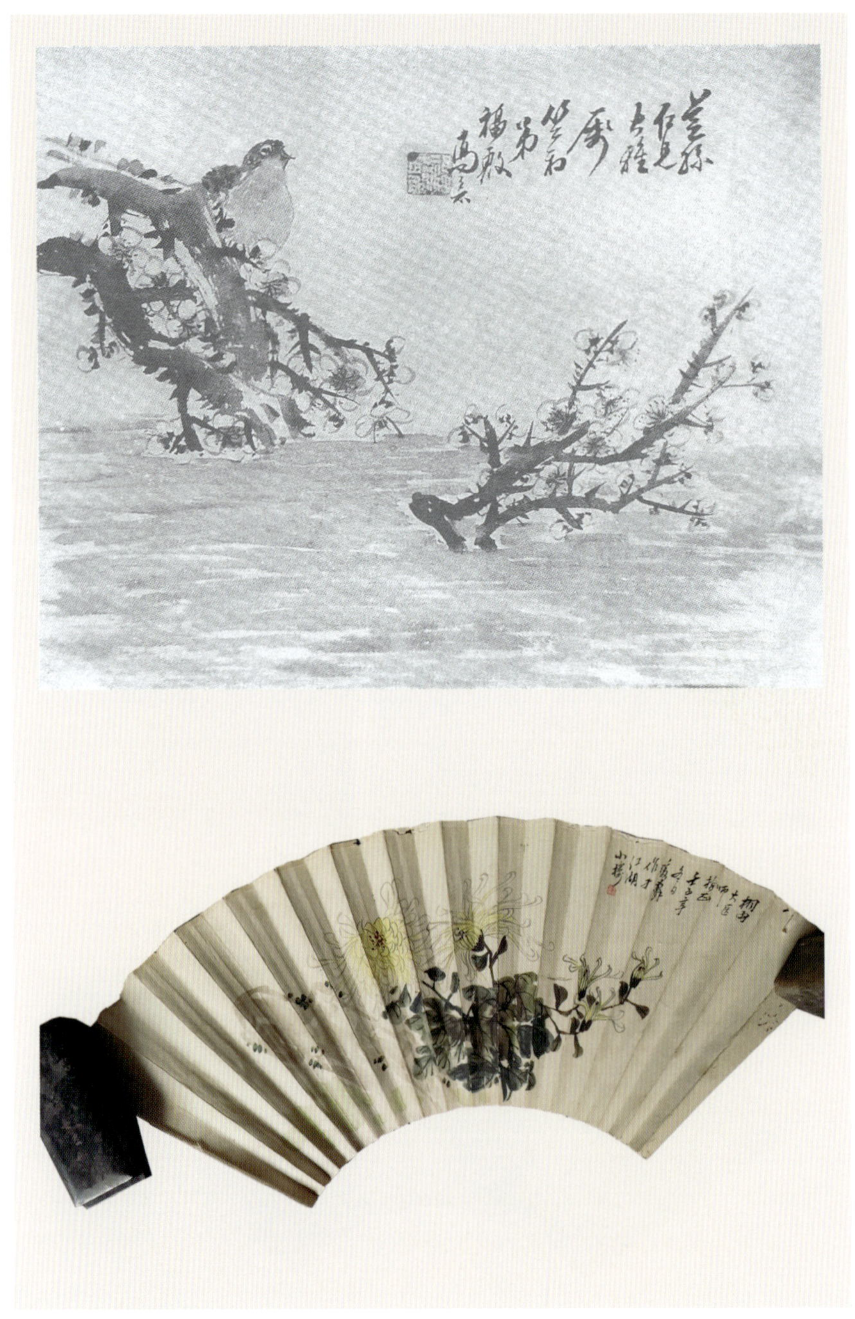

陈笃初画作

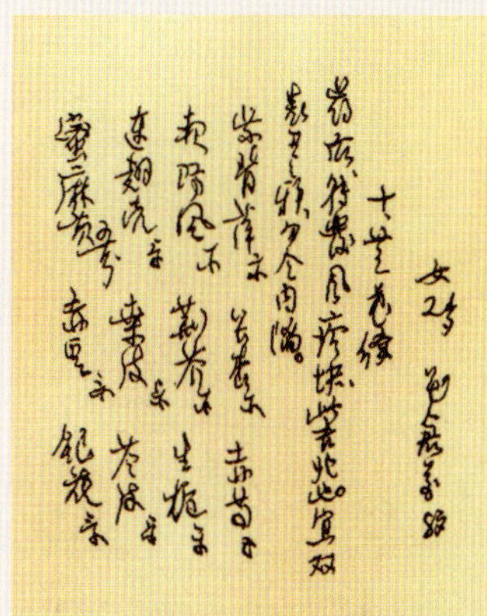
女2岁

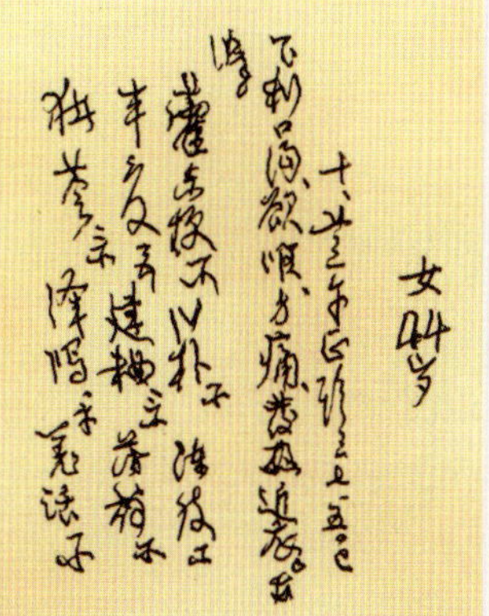
女44岁

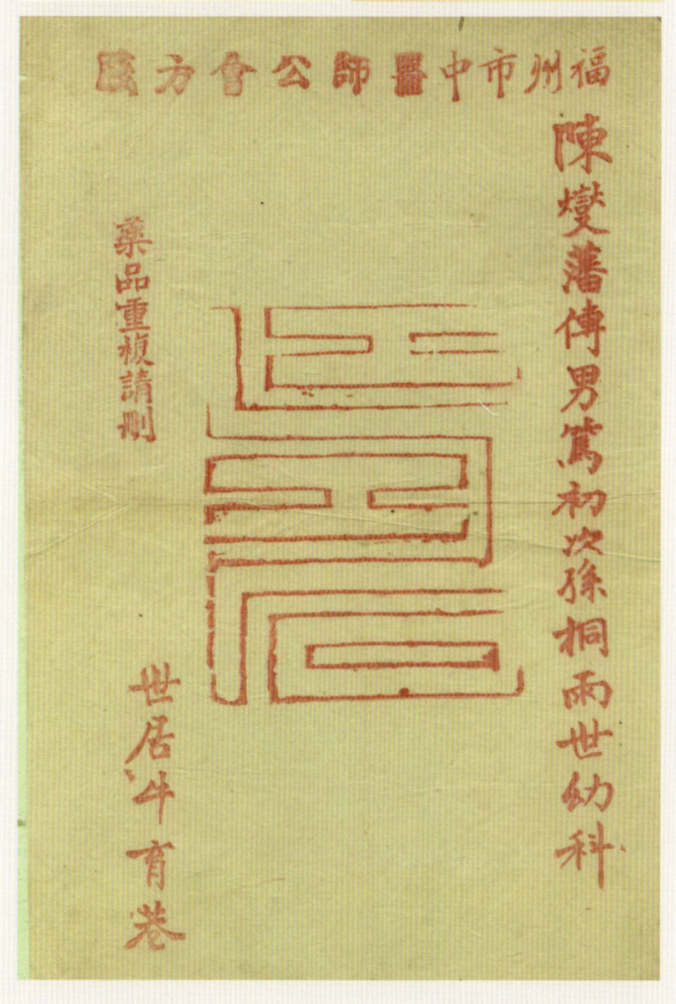
福州市中醫師公會方箋

陳燮藩傳男寓初次孫桐雨世幼科

藥品重複請删

世居牛育巷

陈桐雨处方笺

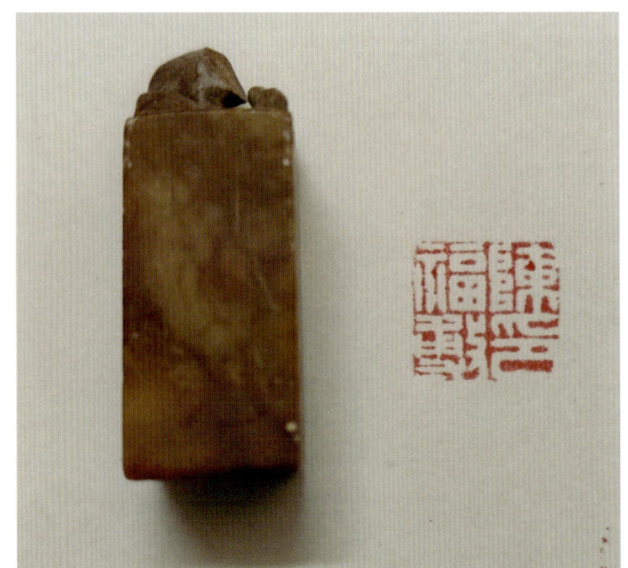

陈福敷（四世医陈笃初）私章

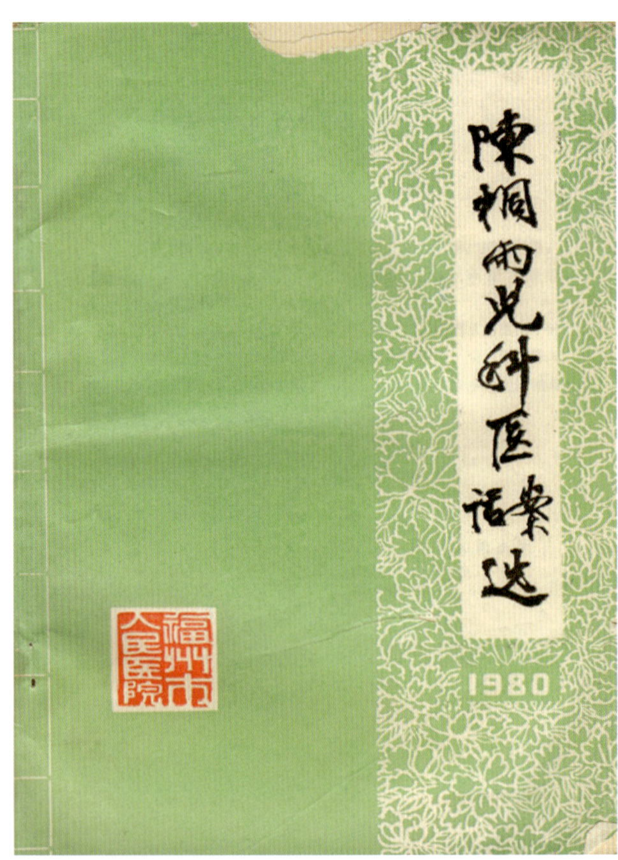

《陈桐雨儿科医案医话选》书影

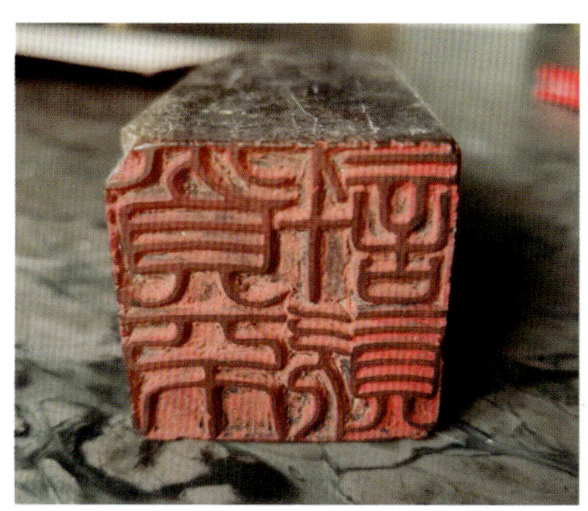
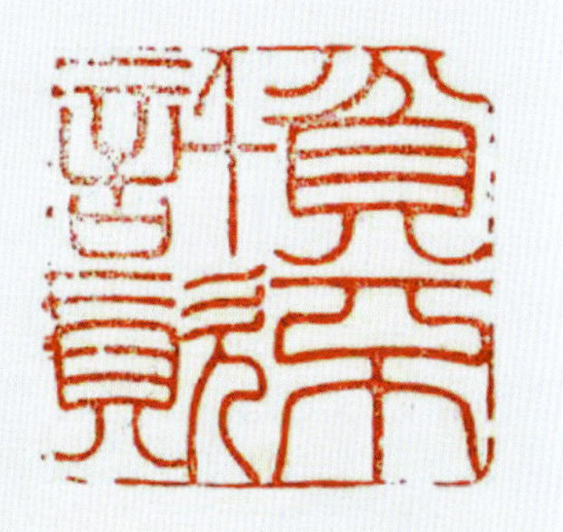

陈笃初印章“贫不计资”

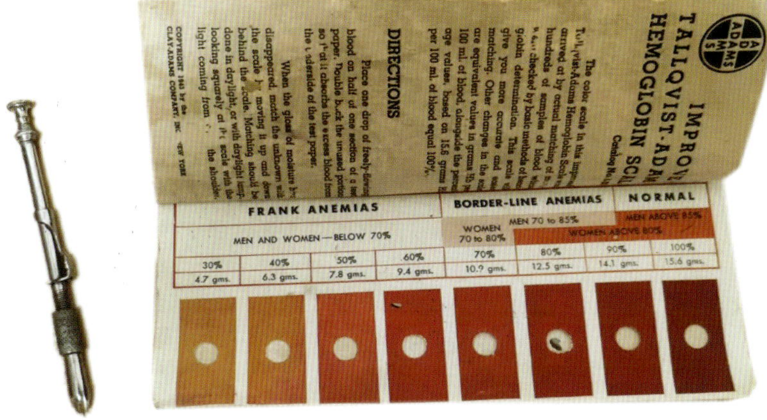

陈桐雨遗物（简易比色试纸）

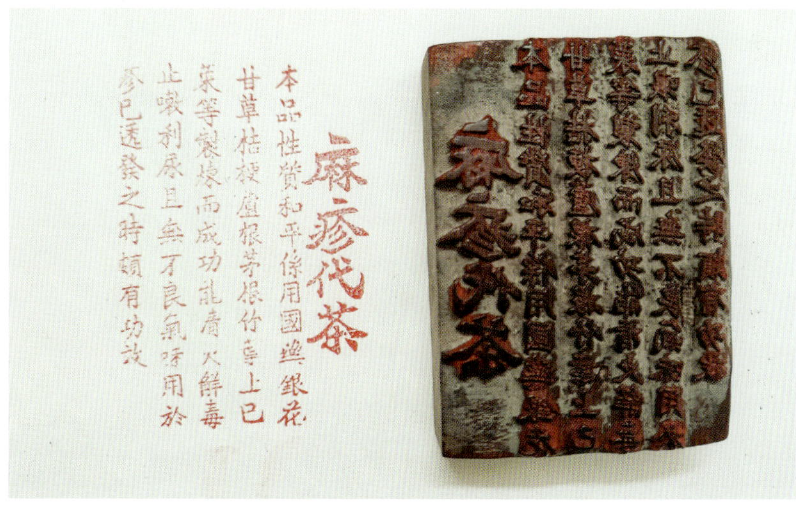

陈桐雨遗物（麻疹恢复期代茶饮处方）

临床诊疗

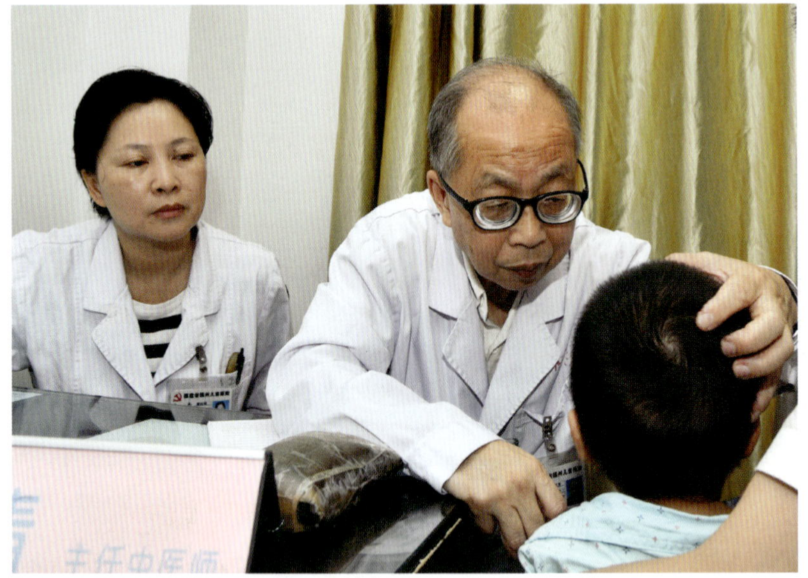

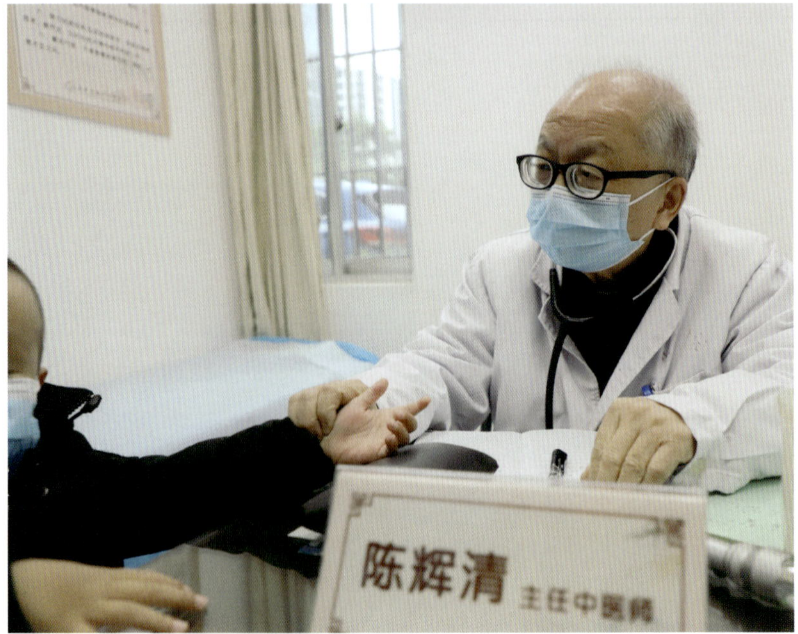

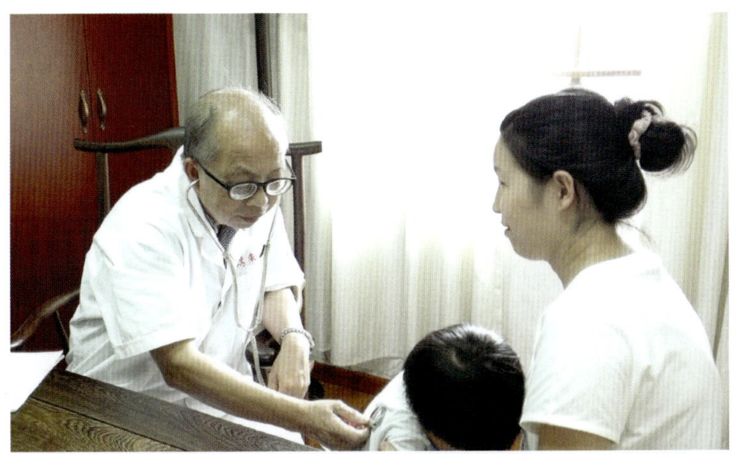

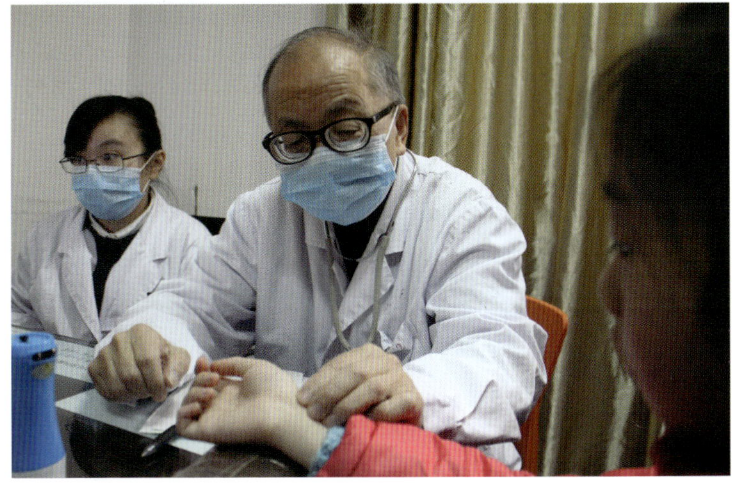

陈辉清应诊照

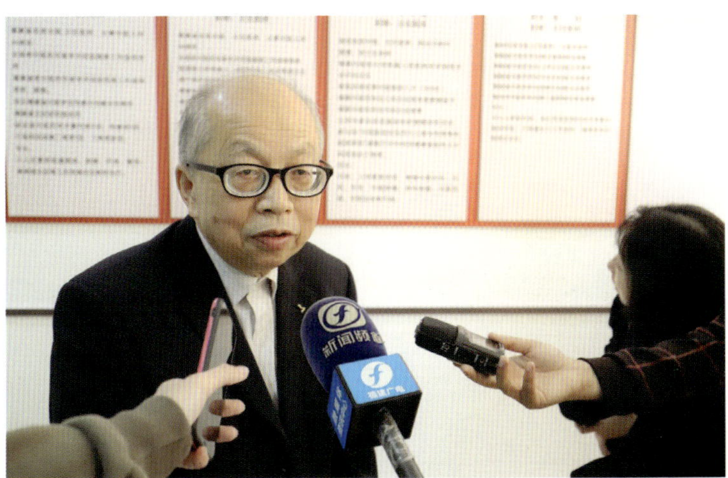

陈辉清接受采访

哮喘的中医辨证论治

福州儿童医院　陈辉清

一、中医对哮喘病认识的历史沿革

哮喘是哮证与喘症的统称，哮与喘略有区别，轻者为喘，重者为哮；喘为哮之始，哮为喘之渐；凡呼吸急促，张口抬肩，不得平卧者谓之喘，喘时喉中伴有哮鸣声音谓之哮；喘指气息而言，哮指声音而言；哮必兼喘，而喘不一定兼哮，临床上二者又互为因果，以发作性哮鸣，气喘伴有咳嗽及痰声为特征。现代医学诊断为支气管哮喘、喘息性支气管炎和急性毛细支气管炎等，均属中医"哮喘病"范畴。

早在2000年前《内经》曾谓："喘者肺之膹郁也"，《素问》咳论》描述哮喘的证候"肺咳之状，咳而喘息有音"宋代儿科专著《幼

儿童慢性咳嗽　2014.2.

定义：咳嗽持续超过四周称为慢性咳嗽。

儿科医生应该明确慢性咳嗽只是一个症状，临床上要采取详细询问病史及相关的检查尽可能地明确引起慢性咳嗽的病因，以病因确定治疗（中西医在诊断程序上都一样）

病因：

一、年龄特征：

不同年龄的儿童慢性咳嗽常见病因有别。小于一周岁的婴儿期，多见呼吸道感染或感染后咳嗽，胃食道反流等。幼儿期有呼吸道感染和感染后咳嗽，上气道咳嗽综合征，咳嗽变异性哮喘，胃食道反流等。学龄前期幼儿期，肺结核支气管扩张等。青春期，有上气道咳嗽综合征，变应性咳嗽，感染后咳嗽，心因性咳嗽等为多见病因，它如异物误吸，先天心肺异常，气道异物等亦常见病因之外。以上三期儿童年龄出现的咳嗽可以归为非特异性咳嗽，如果咳嗽

咳嗽是小儿常见的肺系病证，《幼幼集成·咳嗽证治》指出："五脏六腑皆令人咳，诸咳皆由脾湿也"一年四季均可发生，以冬春二季发病率高。任何年龄小儿皆可发病，以婴幼儿为多。外感多于内伤，慢性咳嗽，若肺常不足，脾常虚或久咳，耗伤正气而转为内伤。

为主要或唯一表现，X线片未见异常，即可称这一类咳嗽，又

①

胎黄（新生儿黄疸）

胎黄（新生儿黄疸）多缘于母体素蕴湿热之毒或新生儿感受湿热之邪，未及宣泄，溢着于内而透发于外所致。《幼幼集成·胎黄》云："凡黄病者，不可一概而论，标本不同，证治亦异，乃脾胃气虚感受湿热，郁于腠理，淫于皮肤，蕴积成黄，熏发于外，故有此证。"西医学称之为新生儿黄疸，包括了新生儿生理性黄疸及血清胆红素增高的一系列疾病，如溶血性黄疸、胆道畸形、胆汁瘀阻、肝细胞性黄疸等。新生儿出生<2天或迟迟出现黄疸（>2周），都属非常之生理现象，黄疸持续时间过长不消退，且有逐渐加深者，为病理性黄疸。[illegible]黄疸仅检测足月儿血清总胆红素>12mg/dl，早产儿>15mg/dl[illegible]，因其合并[illegible]，需住院。[illegible]15mg/dl，[illegible]黄疸可[illegible]。[illegible]阳黄、阴黄。

中医认识胎黄主要类型：湿热郁蒸，寒湿阻滞。

1.湿热郁蒸（阳黄）：面目黄、色鲜明，或发热，便干结，口渴烦，不欲食，苔黄腻。湿热蕴阻脾胃，肝胆疏泄失常为主因。湿与热孰轻孰重，当辨清晰，用药轻重有别。清热利湿为主，经验方茵陈合剂，茵陈蒿、生栀、白茅根、积雪草、六一散。此方係[illegible]方，[illegible]清热利湿退黄，[illegible]六一散利水化湿，[illegible]更好，且以减[illegible]适合儿童。[illegible]若黄疸偏重或退黄不明显，加用[illegible]有清热解毒、活血化瘀、利湿退黄，对[illegible]有较好疗效，笔者认为大便日在三次以上，更有利于排毒退黄，若大便未达三次，可减少[illegible]用量，以[illegible]为度。

2.寒湿阻滞之胎黄、阴黄：面目皮黄，色泽偏暗，神疲，肢凉，[illegible]舌质淡，苔白腻，便溏，此系母体[illegible]，湿从寒化而成。宜温中化寒化湿，益气健脾除湿。方用茵陈理中汤为主，茵陈、附子、黄，白术、干姜、甘草、茯苓、郁金、丹参。干姜、白术、甘草温中散寒，茵陈、附子黄利湿退黄，茯苓健脾利湿，郁金、丹参活血化瘀。

至于气滞血瘀所致胎黄，目前因现代医学发达，家长重视，早发现早治疗，到中医儿科就诊已不甚多，多见病程长，肝脾肿大，有出血倾向等，治宜活血化瘀，理气通下为法，佐以凉血止血。

No.

Date 积滞

小儿积滞证治

小儿积滞一症临床相当常见，皆系乳食久积宿滞不清，胃肠纳运失常，日久成为疳病。平时表现为饮食不节，消化不良，嗳腐，夜间磨牙不宁，睡眠不安，夜啼，爱俯卧，或成[illegible]之突然[illegible]胀，头部以上出汗如洗，舌苔[illegible]流口水，口臭，大便时干、时溏，以干为主，睡常露睛，多不适眠。此类病儿最常易发热、咳嗽痰多。发热多呈潮热表现，朝热暮甚，多以午后或夜间热者，手足心及腹部肌热较重之。《婴童百问》曰："小儿有宿食，常暮发热，明日复止，此宿食热也。"此等发热与外感发热区别在于，后者六淫受邪之病因可究，有相关的症状：恶寒，汗闭或多汗、咳涕、喷等表现。此类潮热伴见脘腹胀满，恶心呕吐，乳食不化，口臭异味，大便或溏酸臭。系宿食不化所致。

脘腹胀痛为积滞主要的常见证候，但有实虚之别，喜按不痛为虚宁所致，拒按胀痛为实。

不少病儿患积滞之后胃受纳腐熟受伤，脾失健运，水谷精微不能吸收转运滋润五脏六腑，常见小儿不足体重增加，唇面萎苍，或白，或晦暗无光泽，并现肌瘦，重病之症状，钱乙曰："疳病者，脾胃不和，不能乳食，致使肌肤瘦弱，[illegible]气"脾主肌肉，饮食不能营养肌肤所致。

积滞一证有虚实、轻重及久暂之别，与伤食伤乳之虚，辨证论治已确当定，至关重要。

治疗要览

消食，调胃，补脾为治疗原则，为大家所公认。重实之义。

No.
Date

小儿夏季热

夏季热是婴幼儿（多三岁以下）在暑天所发生的季节性特有的疾病，以长期发热、口渴多饮、少汗或无汗、多饮多尿，体质虚弱为特点。

发病多集中在6、7、8月份，福州地区5月即可有发病的病例。与夏日气温升高，热力加剧相关。一旦可逐步自愈，秋凉之后，热退病愈。若病儿体质壮实，次年并发病，预后良好。

此病多与小儿体质因素有关，先天禀赋不足如早产儿、未足月儿，病后失调脾胃虚损，发育营养状况较差者；有因患病之后如麻疹、咳嗽、泄泻、反复者，气阴虚弱，入夏之后，不耐炎热气候之薰蒸而患此病。

病机 系暑热之气，外袭肌腠，内伤肺胃，耗气伤津。历代有将此病为"小儿暑天发热口渴多尿综合征"。暑热之邪蕴表郁肺，小儿稚阴稚阳调节外界之能力不足，中阳不足，暑多尿，气化不利，下输膀胱，故尿多发热，口渴多饮，尿多，无汗或少汗。造成上盛下虚的症候。

证治 临床以三多一少为特点，发热持续，多高温、多饮、多尿、无汗或少汗。多数病儿发病初期体温不高，随气温升高；发热加重。体温常持续在39–40℃之间，呈"干热"状态，常晨热暮退，午后热度攀升。口渴饮水日渐增加。患儿食欲日渐不振，消瘦，烦扰不宁。

根据不同阶段症状表现可分四个证型论治。(1)暑伤肺胃 (2)暑湿困脾 (3)上盛下虚 (4)热留阴分。

暑伤肺胃

证候 高热持续不退，口渴引饮或多饮，皮肤干热无汗或少汗，口干舌燥，小便清长频作，神情不安易躁。

治法 病气分，治宜清暑益气，养阴生津。

方药 清暑益气汤加减：沙参、麦冬、石斛、甘草、竹叶、黄

No.
Date

固喘膏方

2014.10 冯子涵 10岁 母 林丽玉 13599036288

自四岁以后逢气候变化，尤其冬季骤冷，以及饮后便诱喘，入夜为重，身体下更著，痰白稠难咳，喘甚不能平卧，胸闷、纳少、痰多，大便干，脉弦。先后就诊各处，多以哮喘病治之，经在本院调治四年，感冒次数渐减，咳嗽频次及哮喘作程度减轻。家长要去四川工作，要求制方固喘。

膏方制一个月量，方药如下

黄芪90克 党参75克 白术45克 当归45克
茯苓90克 陈皮45克 姜夏80克 五味45克
黄精90克 紫菀90克 杏仁15克 麦芽15克
核桃仁75克 甘草45克 另加饴糖收膏，制成每日20克，以方便服用

补益脾气，助运健胃，兼滋阴精。

应以病避免生冷及发物，预防感冒。若发病先治，可原方续用二个月。次年秋后再制膏续用。

膏方委托福建省中医国医馆监制。

2019.3.26 冯子涵近二年无哮喘作，拟于2019.8月赴英国就读，遂来复诊求方。刻下症见冯子涵面色红润，精神饱满，舌脉正常，心肺检查无异常。遂配上方续用。

2018.8.

疫喉痧治验

余曾在传染病院工作十余年，从事中医诊疗。1984年温州首次猩红热（疫喉痧）暴发流行，日接诊40-50例。运用西医、中医、中西医治疗颇有心得。

中医文献中没有猩红热之名，该病属中医"烂喉痧"，因具有传染的流行性，亦称"疫喉痧""疫痧"。该病具发病同时有咽喉肿痛糜烂，皮肤有猩红之疹，[illegible]，所以又称疫喉痧、"烂喉痧""烂喉丹痧"。本病多发于冬春季节，2～8岁多易罹患。属于中医温病范畴，病变主要在肺胃，按卫气营血辨证论治。西医诊断：要有流行病学依据，有接触史，猩红热皮疹特征，咽峡炎或咽扁桃体高度充血，有杨梅舌，口周苍白圈，皮肤皱褶部线状疹，血白细胞及中性粒细胞增高，咽拭子培养阳性，即可诊断。该病前期在诊断不明确情况下，应要根据流行区域、皮肤是否出疹以达到确诊。

疫喉痧临床分三期

1. 前驱期：发病急骤，多在一天内出现[illegible]，起病发热，多呈高热，咽喉肿痛，咽部充血，扁桃体红肿，甚有脓性分泌物。全身症状并见，红色细小疹或[illegible]，年龄越大，出疹越[illegible]，颈部[illegible]肿痛。

2. 出疹期：多数发于高热后第1日或次日出现，依序由颈、腋下、躯干至全身，为弥漫性针尖样猩红色密集小丘疹，疹间无正常皮肤（[illegible]），压之褪色，口周苍白圈，有皮肤皱褶处（尤以手腕）皮肤深红色，[illegible]。舌质先清苔白，后舌光红，乳头突出形似杨梅。

3. 恢复期：病后7～10天皮肤脱屑（先出先退），皮肤脱屑，手掌足底多大片状脱皮，[illegible]，[illegible]，[illegible]，一般以[illegible]周脱完。

中医论治：中医认为，疫毒之邪由口鼻而入，与肺胃蕴伏之热，混合交结，[illegible]，邪火阳相火，或与外风相搏，则蕴结疫毒上冲咽喉，[illegible]；肺主皮毛，胃主受纳，脾主肌肉，三焦火盛，熏蒸营血，邪热外达肌表发为丹痧。三者相火为疫喉痧之源由，肺胃为战场。

一、邪在肺卫。

药对在儿科疾病治疗中的应用

药对指两味或多味药物[illegible]组成，有一定疗效的药物配伍组合的小单方，临床运用起来往往得心应手。陈氏儿科历代应用药对时，常以寒温并用，升降配伍，或作用相似的药物，互相配合，增强疗效或协同作用。现简介如下，供同道参考斧正：

前胡与杏仁　前胡辛散苦降，善降肺气而化痰涎，其性微寒，且有宣散之性，常用于外感风热之咳嗽，但前胡偏寒不甚。配以辛温宣散之杏仁，宣肺下气止咳。二者配伍使用，可用于治疗风寒之咳嗽。

前胡与桔梗　桔梗开提肺气，宣肺祛痰，与前胡降气祛痰配合，一宣一降，理肺祛痰而相制宜。

前胡与白前　白前性微温而不燥热，既能降气，又能祛痰止咳，为治咳要药，用于肺气壅实，痰多咳嗽不爽，不论寒热新久之咳，皆能运用。与前胡配用，相得益彰。

前胡与白芥子　白芥子辛温气锐，性善走散，有良好的温肺祛痰利气，[illegible]，与前胡相用，善治寒痰壅滞。

竹茹、半夏　竹茹清热化痰，[illegible]，善于化痰除烦止呕。半夏燥湿化痰，降逆止呕，两者结合，温热之痰兼以化，亦治恶心呕吐。

竹茹、莱菔子　竹茹莱菔子配对，[illegible]，小儿多有痰滞食积、呕吐，莱菔子辛甘平，降气化痰，消食除胀，尤宜治疗食积不化、痰壅咳嗽。药味平，甘尤易适口。

桑白皮、黄芩　桑白皮清泻肺中火热，要能润肺止咳平喘。黄芩清热燥湿，善清肺火及湿热，清气泻肺热止咳有良效。治痰热咳、热、咳喘。

鱼腥草与芦根　鱼腥草（[illegible]）清热解毒，祛痰止咳；芦根清肺利咽，两者合用以[illegible]，[illegible]，[illegible]等疗效。[illegible]。

（待续。

关于中医儿科传承的教与学

一、中医传承的历程与现实：

中医历来的传承多是家传、师承，或跟随其中一名医学习，口授、亲传的方式方法，从古籍学习入手，熟读经典及各家医论，领会师长的诊疗经验，多经过多年的实践与锻炼。基础理论及各门类学科的学习，基础好、知识面广，学生的素质高。因此必然学习成绩也不一样，对老师的要求也非同一般。

二、搞好教学传承工作的思考。

中医儿科与内科等其他各科有不一样的特点，一是小儿不能表达症状；二、四诊不配合；三、发病急；四、医生责任重；治疗效益少。要求医生要耐心、细心、仔细接诊；要迅速抓住病情作出诊断，比较明确的判断与处置意见，并细心、耐心，用患儿家长易于接受的通俗语言表述病情及处理措施，与家长交通，取得家属配合。因此，希望将来加入中医儿科的医生，必须有充足准备，要热心儿科事业，要有爱心、耐心、细心与精心，传承中医儿科特色的诊病方法以及做人做事的行为准则与座右铭。要重视儿科，不能以经济收入与其他专业科室医生攀比，合理看待金钱与高尚的品德，自觉守住自己的一方净土。这些方是进入国医的重要标准。

三、教学互动，教学双赢

教学应该是互学互动，互相提高，取得双赢是最好最理想的目标。由于目前来传承的本科医生、学位高、素质高，思维灵活，知识面广。因此对老师的要求也高。老师要更新知识，经常学习，温故知新，要接纳新观点，要传授有用的知识与经验，要实事求是的现实，全盘托出与学生共同讨论研究。老师要转变角度，要由临床型变为临床教授型，要由医疗型变为理论联系临床，使学生道出所以然，从而理法方药的准确性及临证辨证论治的依据。

对于学生们提倡一个随字，随学、随问、随记、随悟、随验证，随看、随判，看病人随和随缘。在跟诊过程中，要观察老师的辨证思路、遣方依据，立法方药的选择与灵活变通的技巧，遇有不懂之处敢于和老师问个为什么，克服固定思维。多读书、多临证、多体会、多感悟。

只有这样才能教与学双方都有收获，都有提高，才能双赢。

唐·孙真人《备急千金要方·医论》可作为教与学者共勉。"凡大医治病……先发大慈恻隐之心，誓愿普救含灵之苦。""夫大医之体……省病诊疾，至意深心；详察形候，纤毫勿失；处判针药，无得参差。"

陈辉清手稿

诊 疗 记 录

就诊医疗机构：市儿中　　2022年8月19日　时　分

便秘，三天一行（要用大黄片）舒适。

神气，咽□，舌苔薄白，脉弦

Rx 郁李仁9克 枳实6克　　煎服

桃仁12克 厚朴9克

火麻仁9克 杏仁9克

钩藤6克

×5

8.23

大便软，1～2日一次，舒适。

神气，咽□，舌苔薄白，脉弦

Rx 上方一钩藤　　煎服，

+阴地蕨9克

×5

40

诊 疗 记 录

就诊医疗机构：儿　　2022年8月30日　时　分

大便3日未解，自用大黄合剂，之后腹部痛，纳减，又一次

神气，咽□，舌苔薄白，腹软，会阴□，脉弦。

Rx 1) 乳果糖5ml 一天2次 ×4

2) 草决明9克 火麻仁9克　　煎服

桃仁9克 杏仁9克

厚朴9克 钩藤9克

炒白芍9克 阴地蕨9克

×4

41

陈辉清门诊诊疗记录

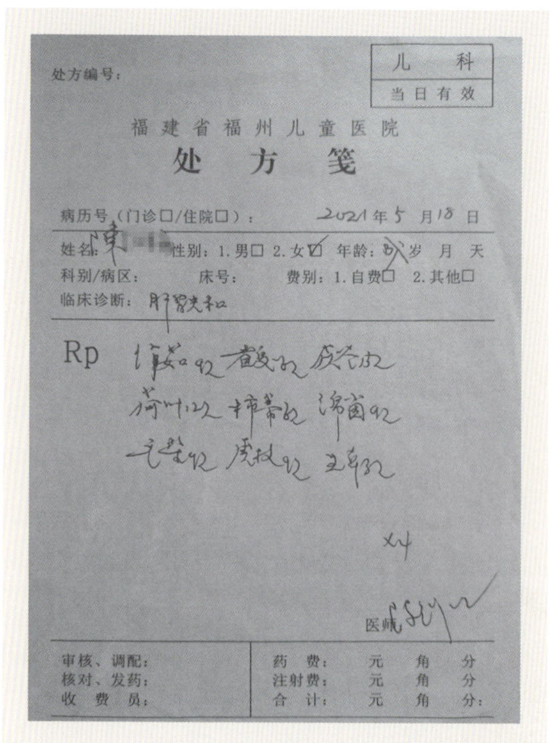

处方编号：

儿　科
当日有效

福建省福州儿童医院

处　方　笺

病历号（门诊□/住院□）：　　2021年5月18日

姓名：　　性别：1.男□ 2.女☑　年龄：　岁　月　天

科别/病区：　　床号：　　费别：1.自费□　2.其他□

临床诊断：

Rp

×4

医师：

审核、调配：	药　费：　元　角　分
核对、发药：	注射费：　元　角　分
收　费　员：	合　计：　元　角　分：

陈辉清处方笺

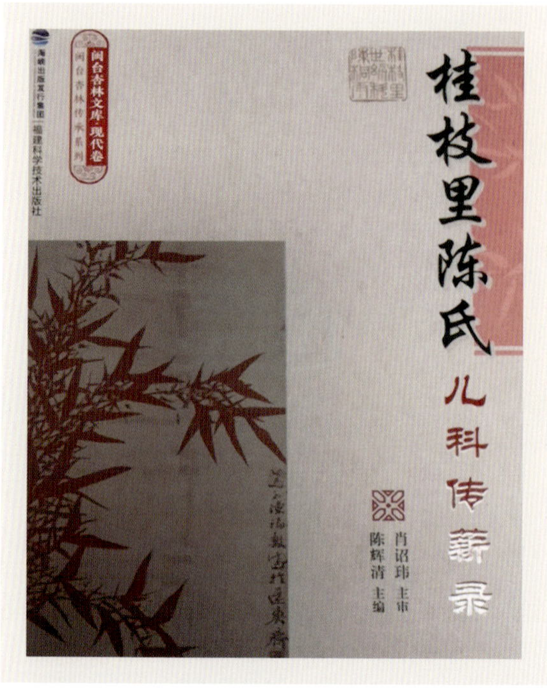

《桂枝里陈氏儿科传薪录》书影

学术研讨

福建省第三次中医儿科学术会议留影89.6.3.

1989 年陈辉清参加福建省第三次中医儿科学术会议

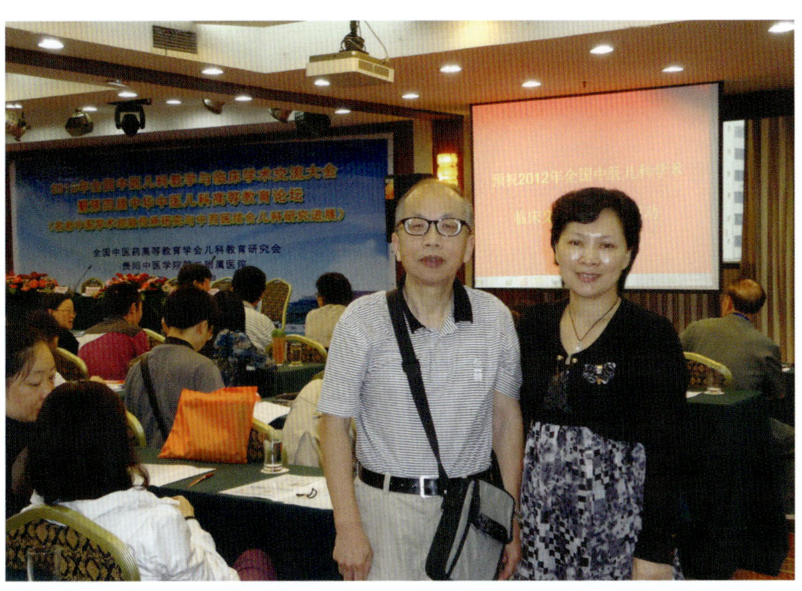

2012 年陈辉清、陈红梅参加全国中医儿科教学与临床学术交流大会

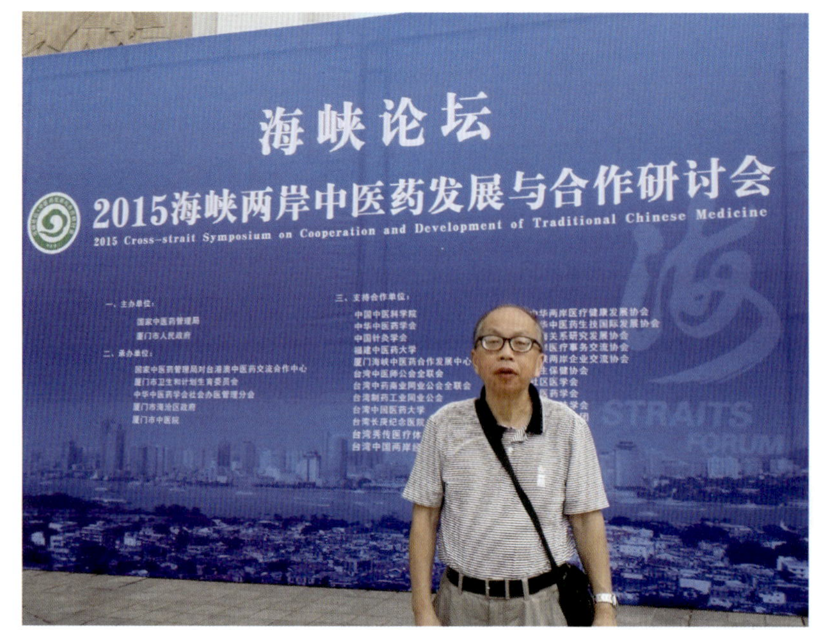

2015 年陈辉清参加海峡两岸中医药发展与合作研讨会

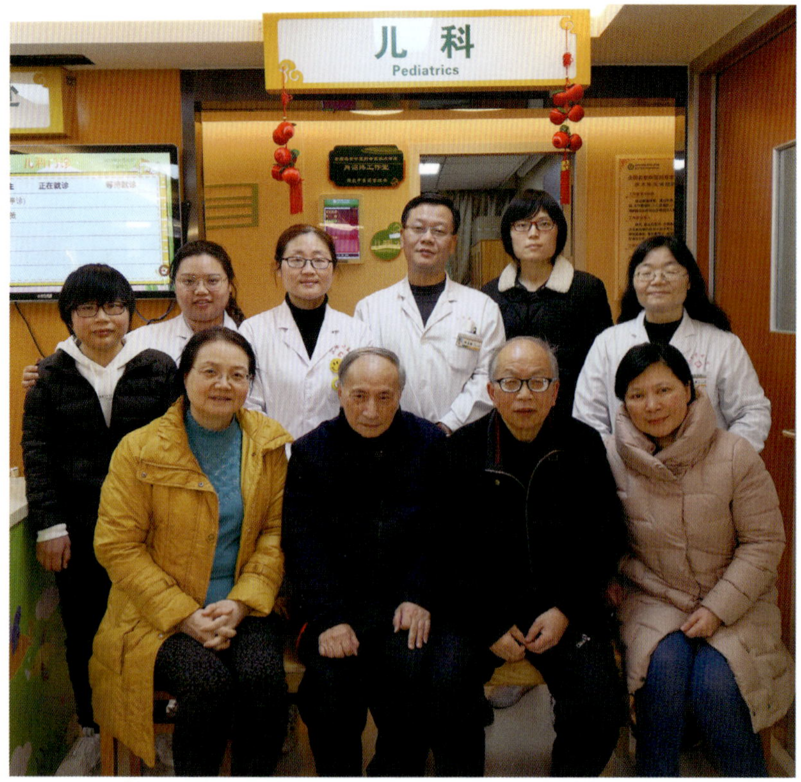

2019 年福州桂枝里陈氏儿科学术流派成员在福州市中医院进行学术交流后合影

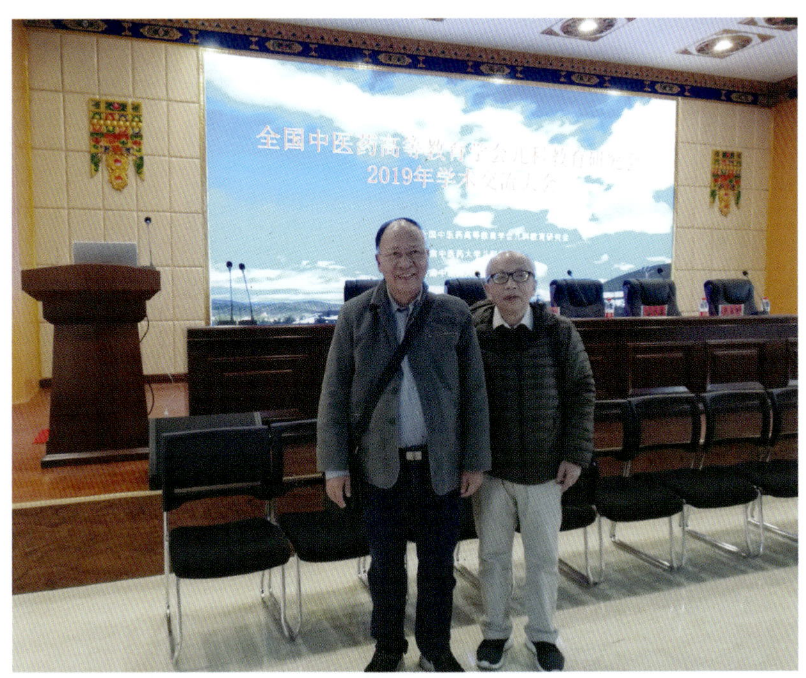

2019 年陈辉清参加全国中医药高等教育学会儿科教育研究会学术交流大会

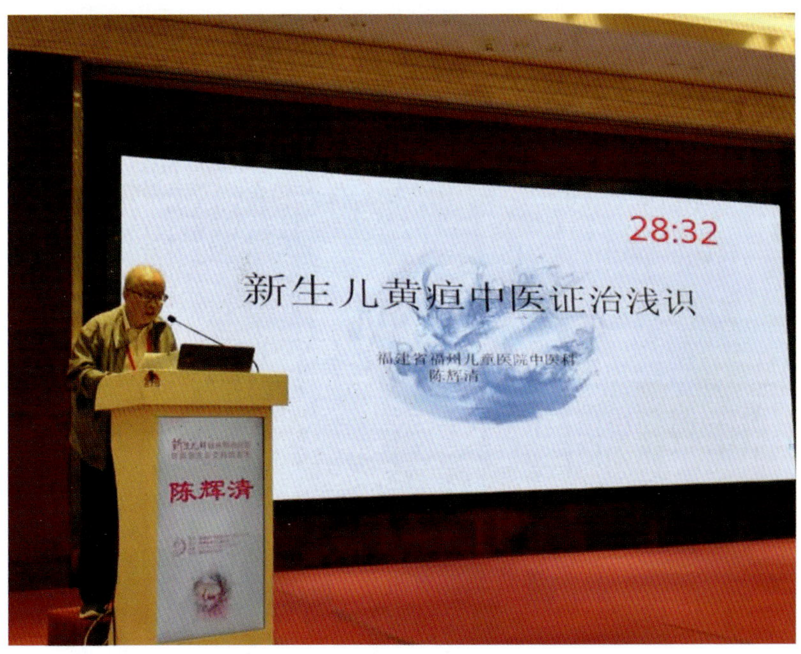

2019 年陈辉清作为授课嘉宾参加新生儿科临床热点问题会议

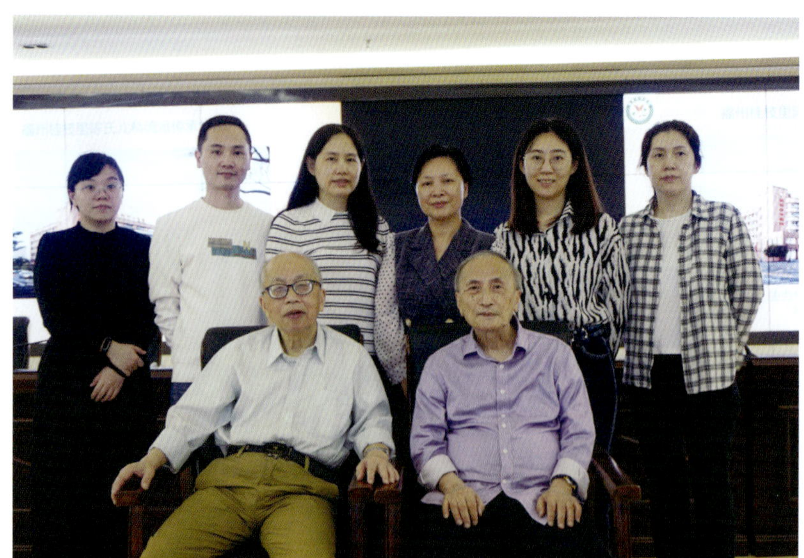

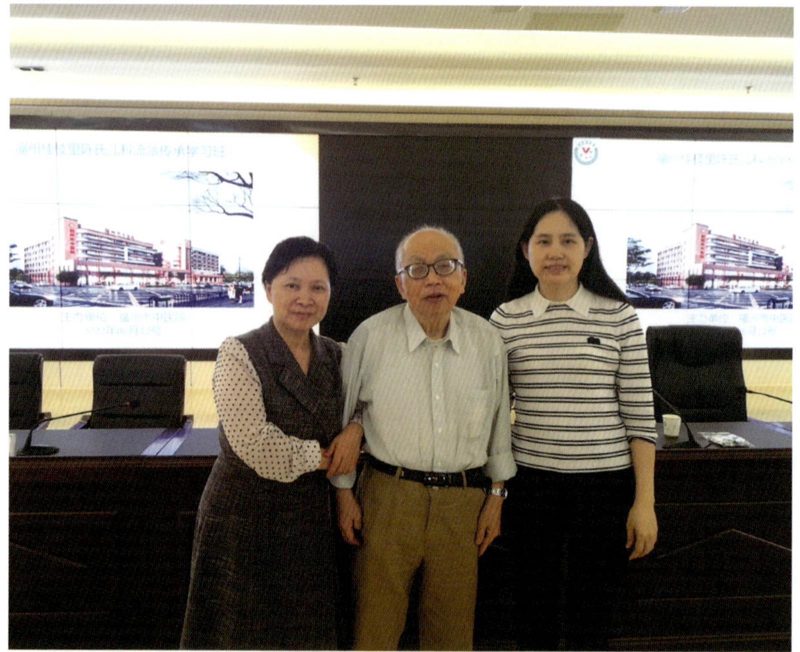

2022 年陈辉清、肖诏玮与福州桂枝里陈氏儿科学术流派传承学习班学员合影

个人荣誉

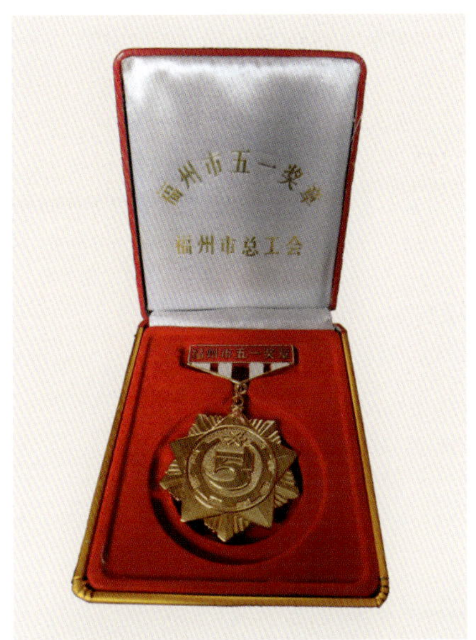

陈辉清获得福州市五一奖章

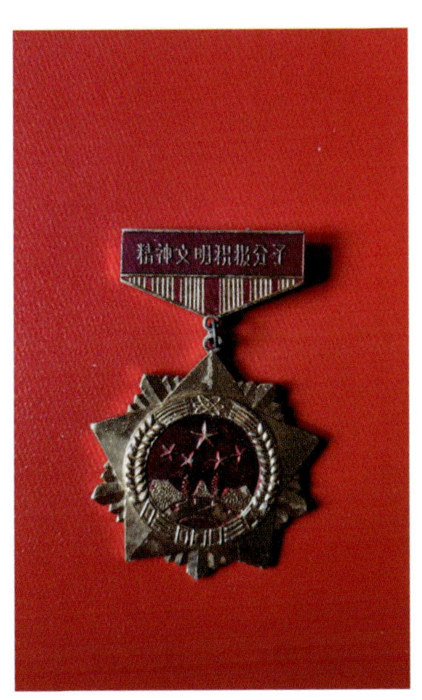

陈辉清获评“精神文明积极分子”

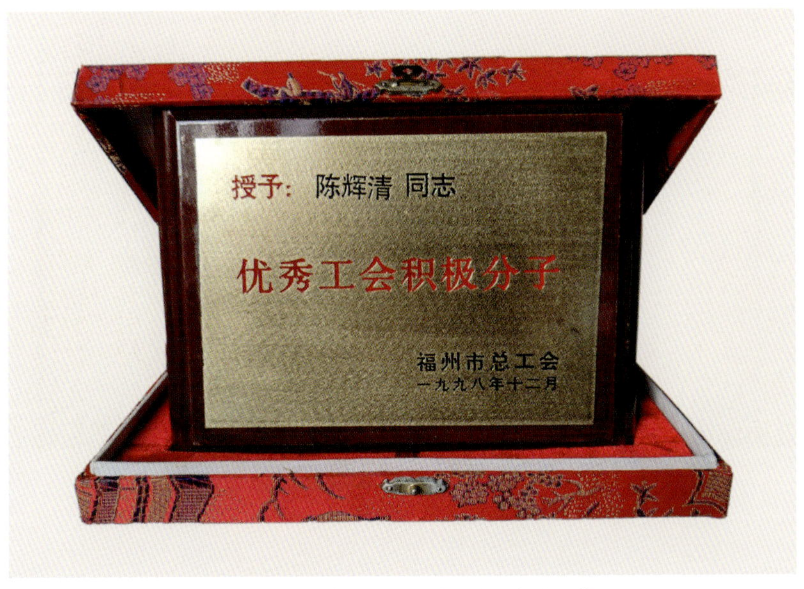

1998 年陈辉清获评“优秀工会积极分子”

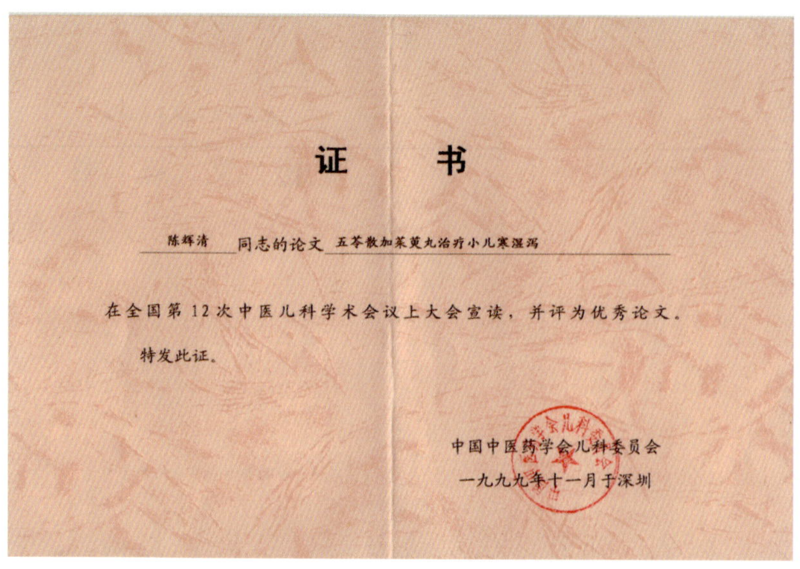

证　书

陈辉清　同志的论文　五苓散加茱萸丸治疗小儿寒湿泻

在全国第12次中医儿科学术会议上大会宣读，并评为优秀论文。

特发此证。

中国中医药学会儿科委员会

一九九九年十一月于深圳

1999 年陈辉清论文《五苓散加茱萸丸治疗小儿寒湿泻》获奖证书

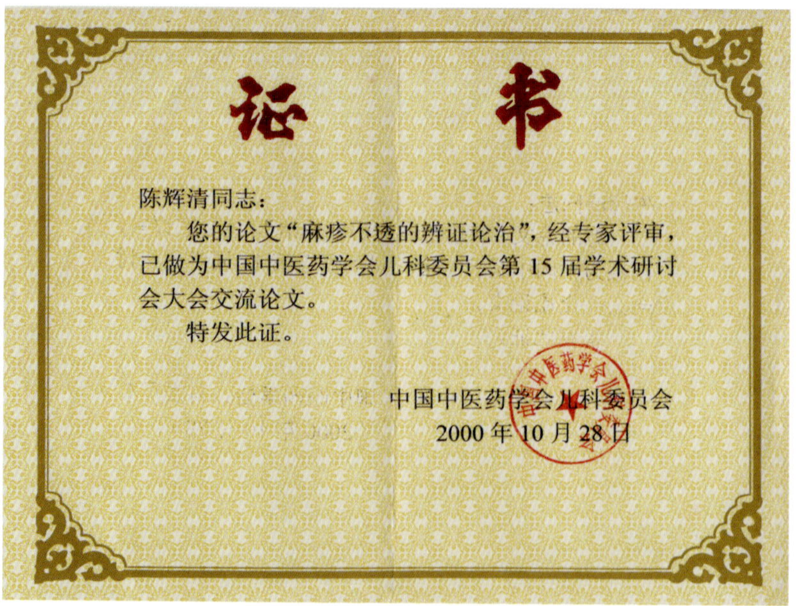

证　书

陈辉清同志：

您的论文"麻疹不透的辨证论治"，经专家评审，已做为中国中医药学会儿科委员会第15届学术研讨会大会交流论文。

特发此证。

中国中医药学会儿科委员会

2000年10月28日

2000 年陈辉清论文《麻疹不透的辨证论治》获奖证书

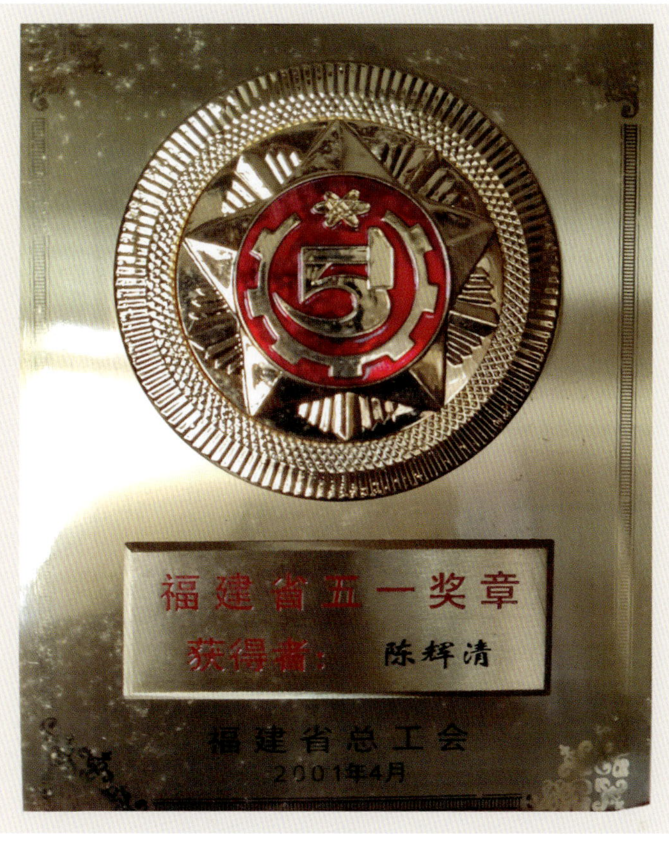

2001 年陈辉清获得福建省五一奖章

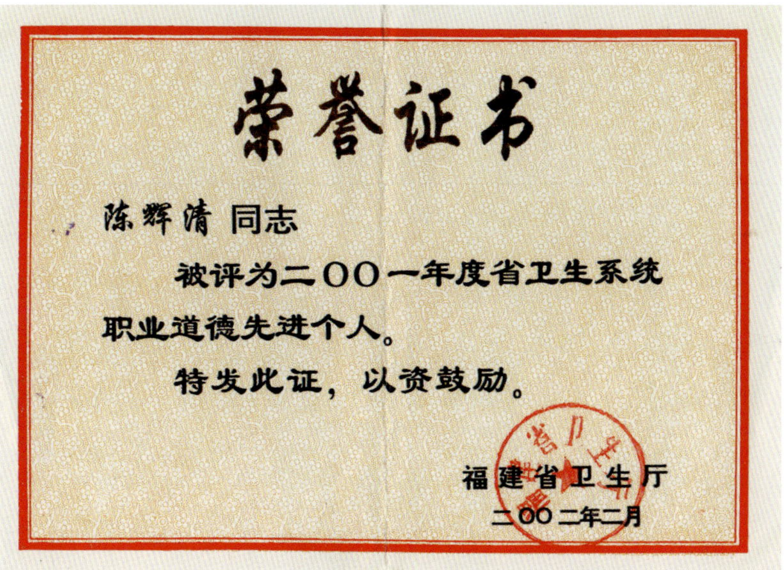
荣誉证书

陈辉清 同志

被评为二〇〇一年度省卫生系统职业道德先进个人。

特发此证，以资鼓励。

福建省卫生厅

二〇〇二年二月

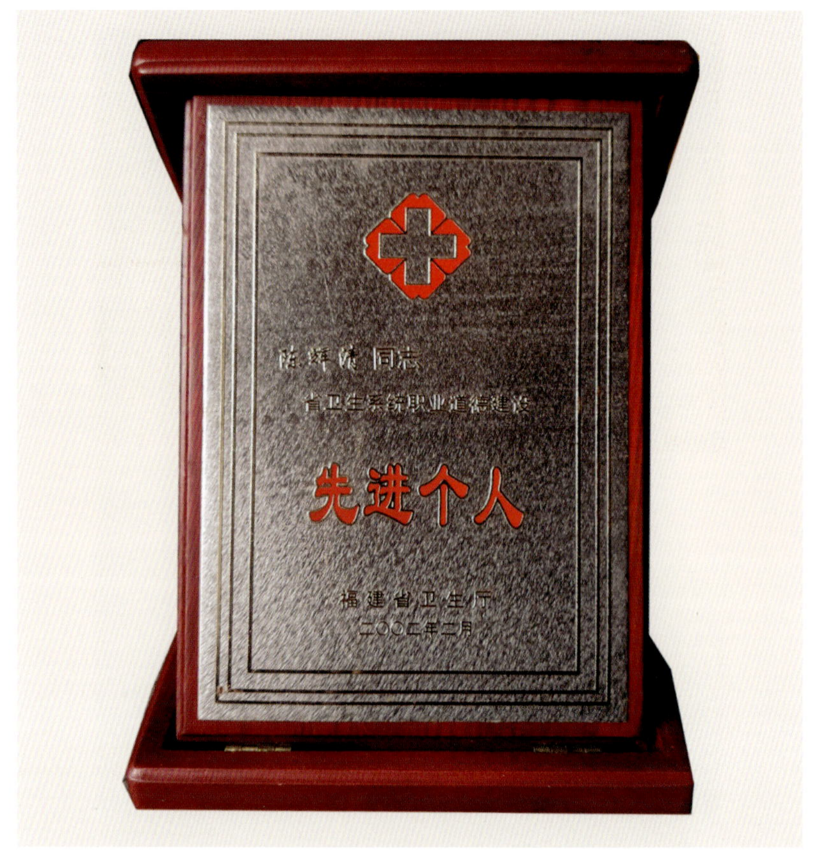

2002 年陈辉清获得“2001 年度福建省卫生系统职业道德建设先进个人”

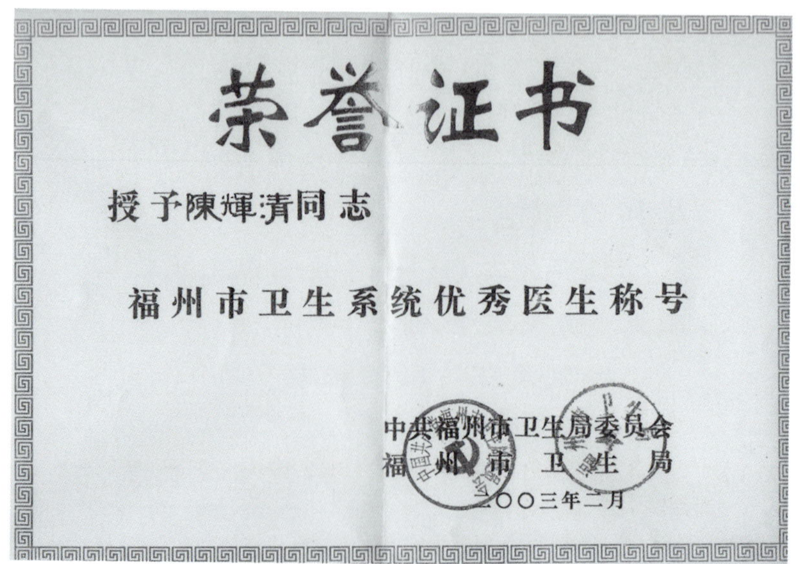

荣誉证书

授予陳輝清同志

福州市卫生系统优秀医生称号

中共福州市卫生局委员会
福州市卫生局
二〇〇三年二月

2003 年陈辉清获得“福州市卫生系统优秀医生”称号

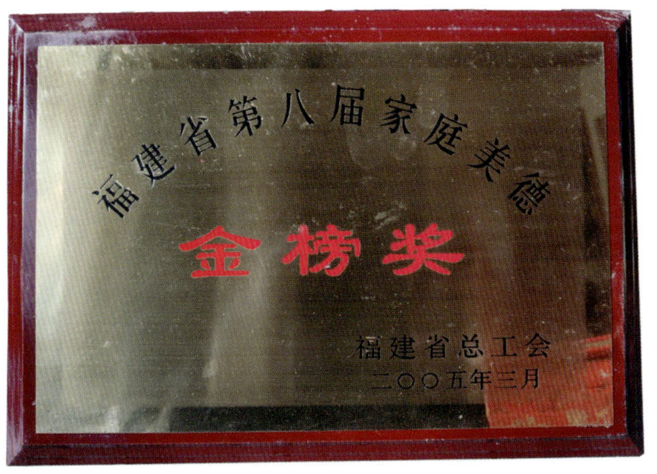

2005 年陈辉清获得“福建省第八届家庭美德金榜奖”

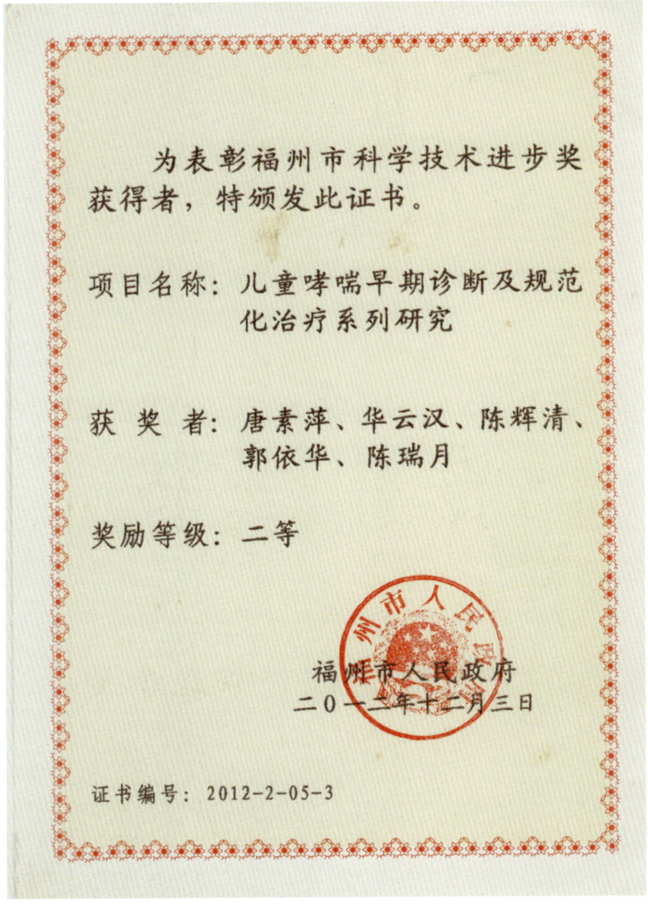

为表彰福州市科学技术进步奖获得者，特颁发此证书。

项目名称：儿童哮喘早期诊断及规范化治疗系列研究

获 奖 者：唐素萍、华云汉、陈辉清、郭依华、陈瑞月

奖励等级：二等

福州市人民政府

二〇一二年十二月三日

证书编号：2012-2-05-3

2012 年科研课题“儿童哮喘早期诊断及规范化治疗系列研究”获福建省科学技术进步奖二等奖

全国老中医药专家学术经验继承指导老师

证　书

陈辉清 同志于2012年6月被确定为第五批全国老中医药专家学术经验继承指导老师，为培养中医药人才做出贡献，特授此证。

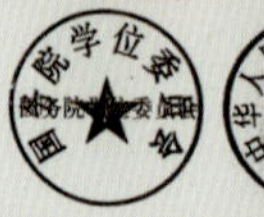

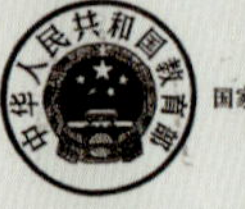

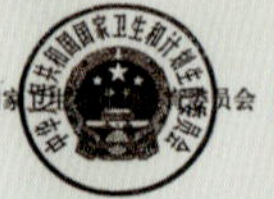

证书编号：ZDLS201613011　　　　二〇一六年十一月十六日

2012 年陈辉清被确定为“第五批全国老中医药专家学术经验继承工作指导老师”

为表彰福建省科学技术进步奖获得者，特颁发此证书。

获奖项目：儿童哮喘早期诊断及规范化治疗系列研究

获奖者：唐素萍、华云汉、陈辉清、郭依华、陈瑞月

奖励等级：三等奖

奖励日期：2014 年 1 月 25 日

证书编号：2013-J-3-085-3

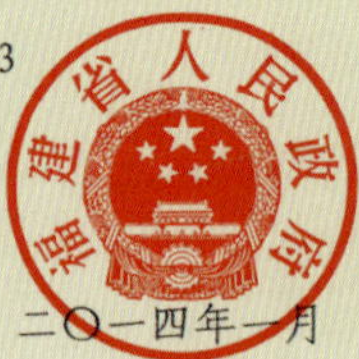

二〇一四年一月

2014 年科研课题“儿童哮喘早期诊断及规范化治疗系列研究”获福建省科学技术进步奖三等奖

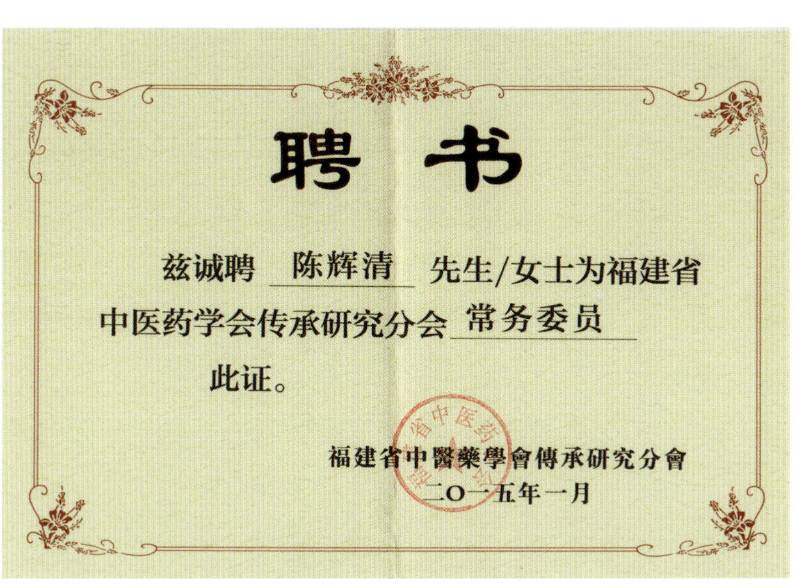
聘书

兹诚聘 陈辉清 先生/女士为福建省中医药学会传承研究分会 常务委员 此证。

福建省中醫藥學會傳承研究分會
二〇一五年一月

2015 年陈辉清被聘为“福建省中医药学会传承研究分会常务委员”聘书

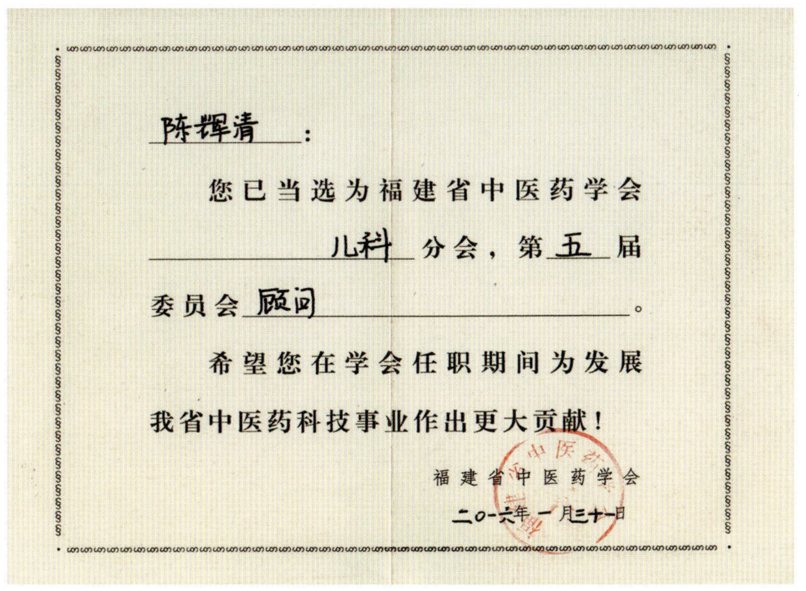
陈辉清：

您已当选为福建省中医药学会 儿科 分会，第 五 届委员会 顾问 。

希望您在学会任职期间为发展我省中医药科技事业作出更大贡献！

福建省中医药学会
二〇一六年一月三十一日

2016 年陈辉清当选福建中医药学会儿科分会第五届委员会顾问

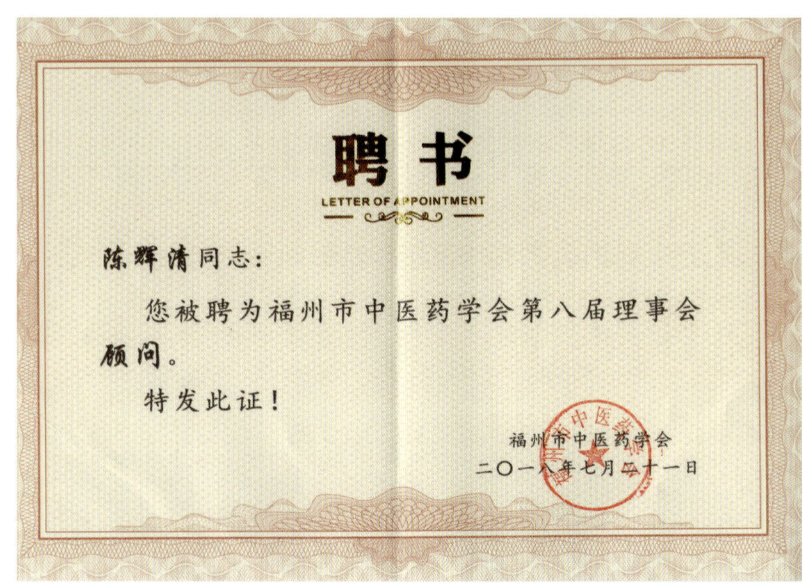
聘书
LETTER OF APPOINTMENT
陈辉清同志：
您被聘为福州市中医药学会第八届理事会顾问。
特发此证！
福州市中医药学会
二〇一八年七月二十一日

2018 年陈辉清被聘为“福州市中医药学会第八届理事会顾问”聘书

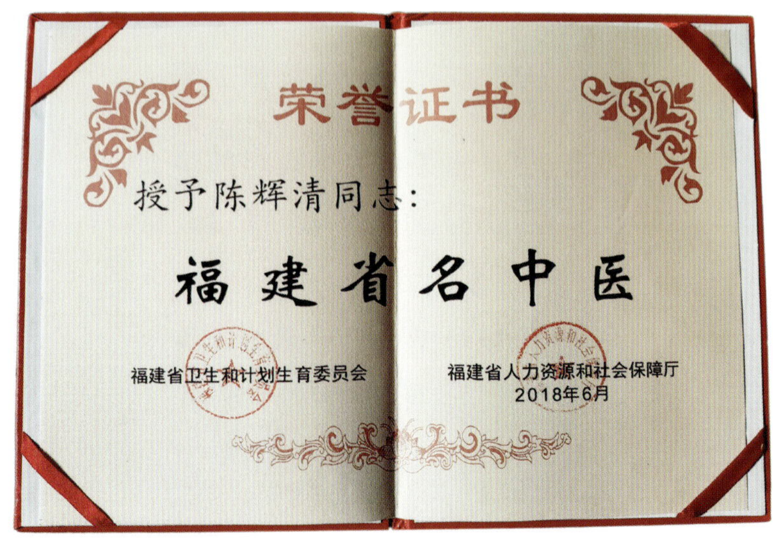
荣誉证书
授予陈辉清同志：
福建省名中医
福建省卫生和计划生育委员会
福建省人力资源和社会保障厅
2018年6月

2018 年陈辉清获评“福建省名中医”

师门传薪

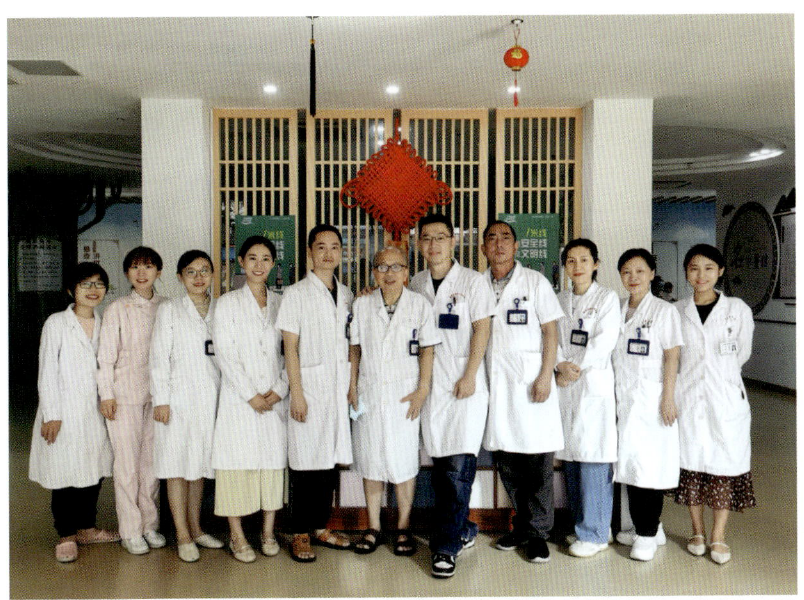

陈辉清学术经验传承工作室成员合影

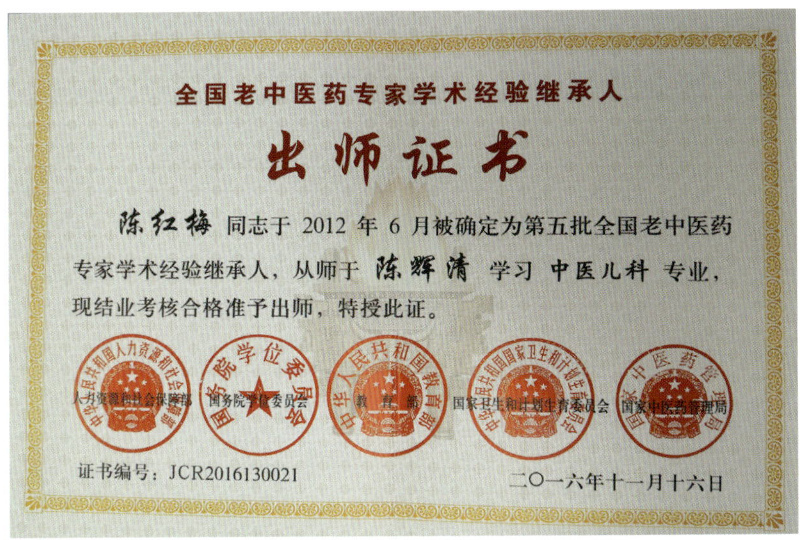

全国老中医药专家学术经验继承人

出师证书

陈红梅 同志于 2012 年 6 月被确定为第五批全国老中医药专家学术经验继承人，从师于 陈辉清 学习 中医儿科 专业，现结业考核合格准予出师，特授此证。

人力资源和社会保障部　国务院学位委员会　教育部　国家卫生和计划生育委员会　国家中医药管理局

证书编号：JCR2016130021

二〇一六年十一月十六日

陈辉清学术经验继承人陈红梅出师证书

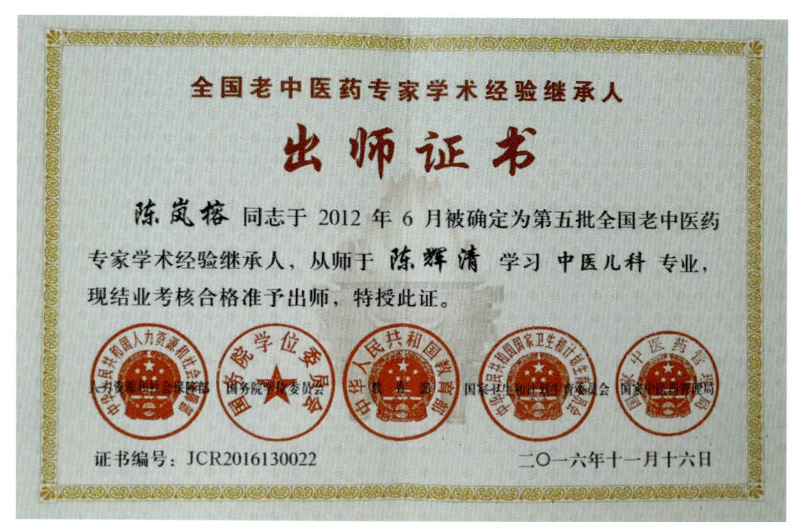

全国老中医药专家学术经验继承人

出师证书

陈岚榕 同志于 2012 年 6 月被确定为第五批全国老中医药专家学术经验继承人，从师于 陈辉清 学习 中医儿科 专业，现结业考核合格准予出师，特授此证。

人力资源和社会保障部　国务院学位委员会　中华人民共和国教育部　国家卫生和计划生育委员会　国家中医药管理局

证书编号：JCR2016130022　　　　二○一六年十一月十六日

陈辉清学术经验继承人陈岚榕出师证书

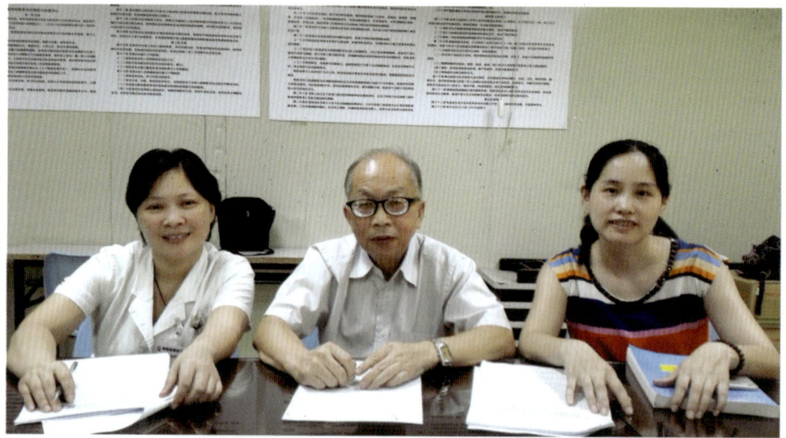

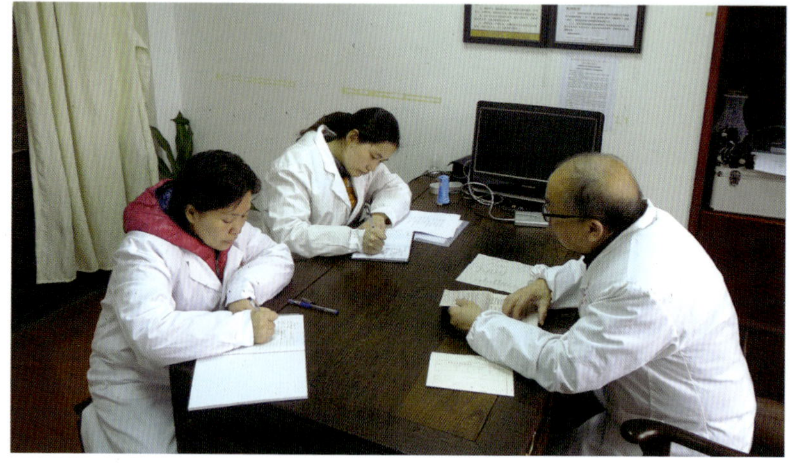

陈辉清与学术经验继承人陈红梅、陈岚榕教学留影

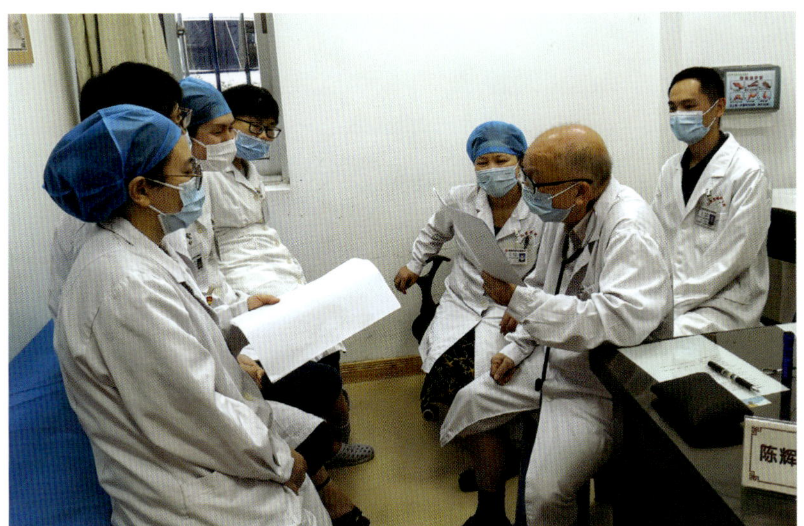
陈辉

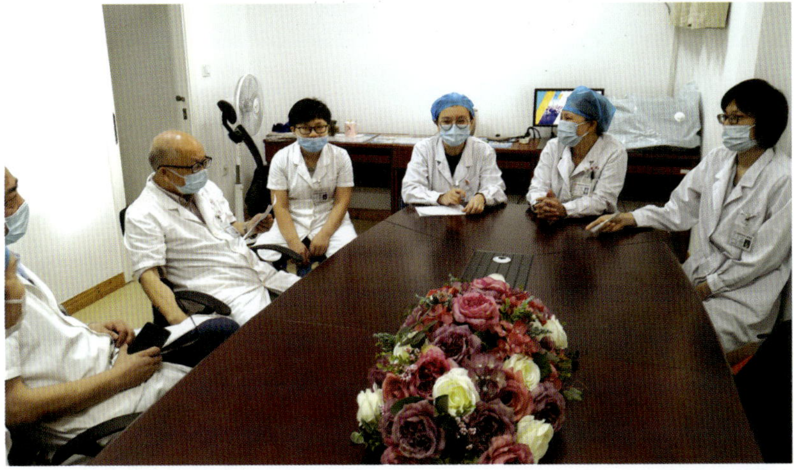

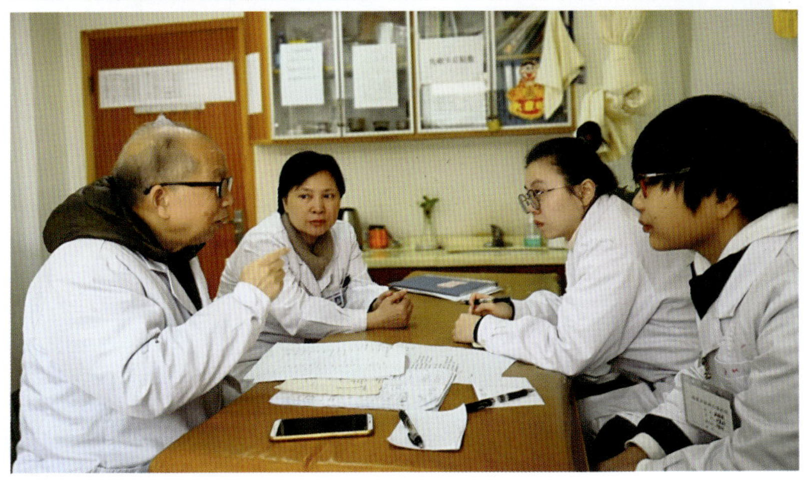

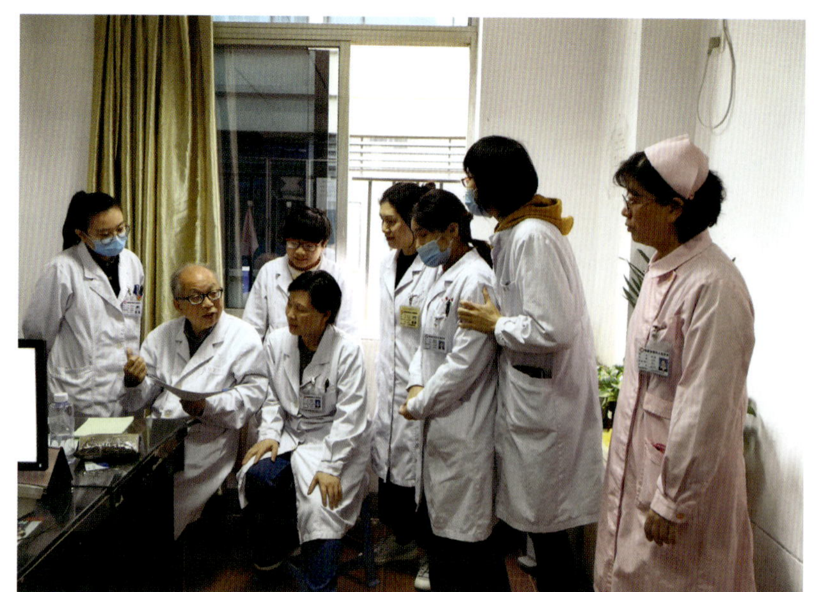

陈辉清临床教学照

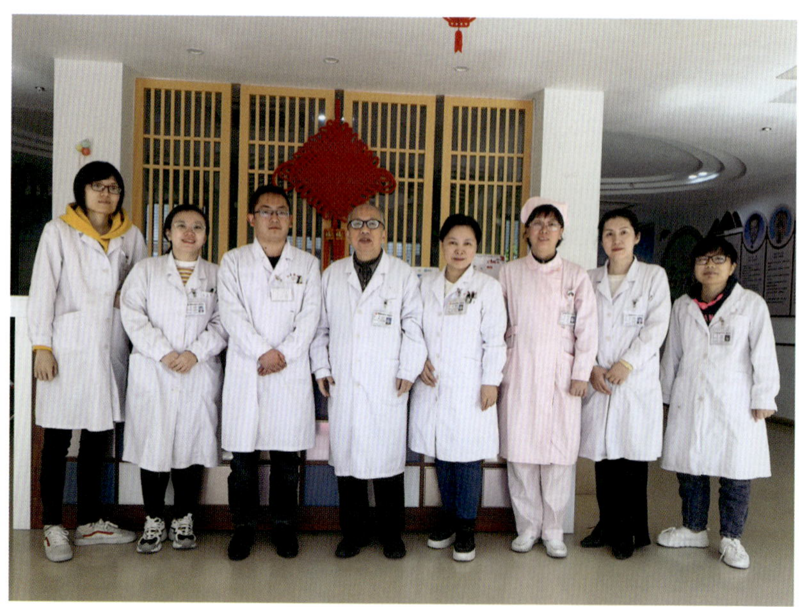

2019 年陈辉清学术经验传承工作室成员与进修生南彦合影

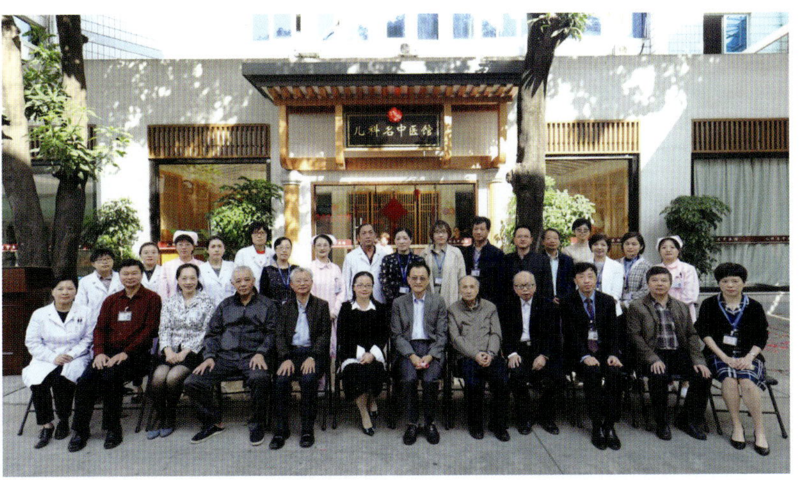

2019 年福建省福州儿童医院儿科名中医馆开馆相关人员合影

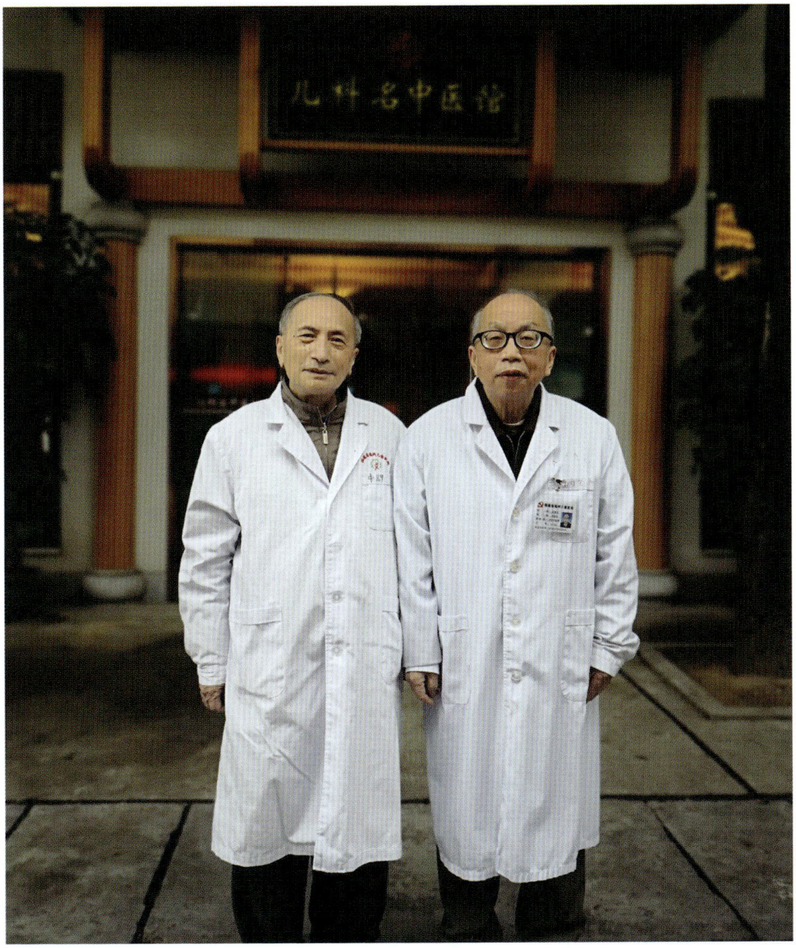

2020 年陈辉清与福建省名中医肖诏玮合影

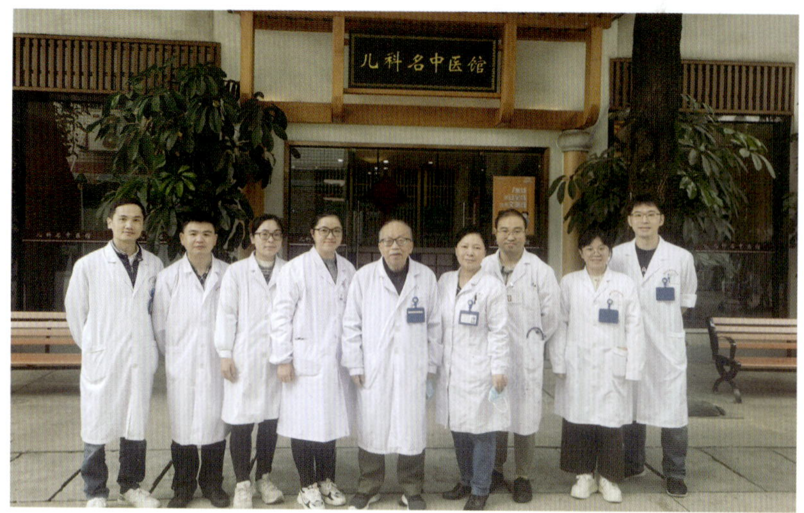

2022 年陈辉清学术经验传承工作室成员与进修生廖贞球、郑玉容、石琳、陈师鑫合影

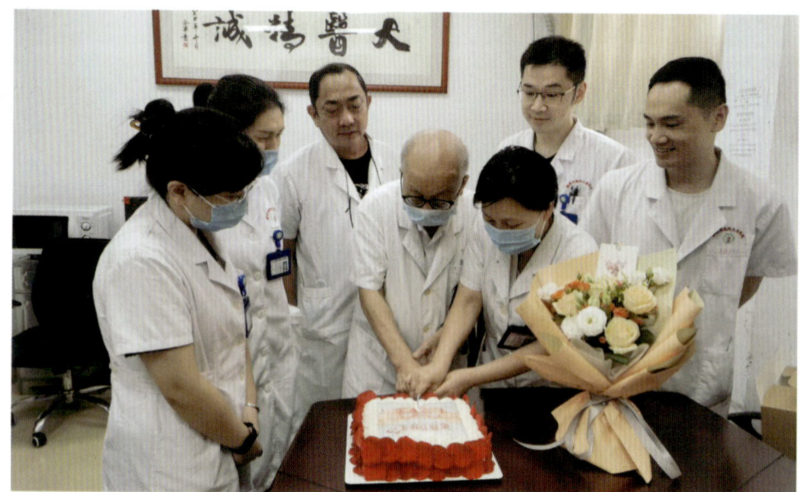

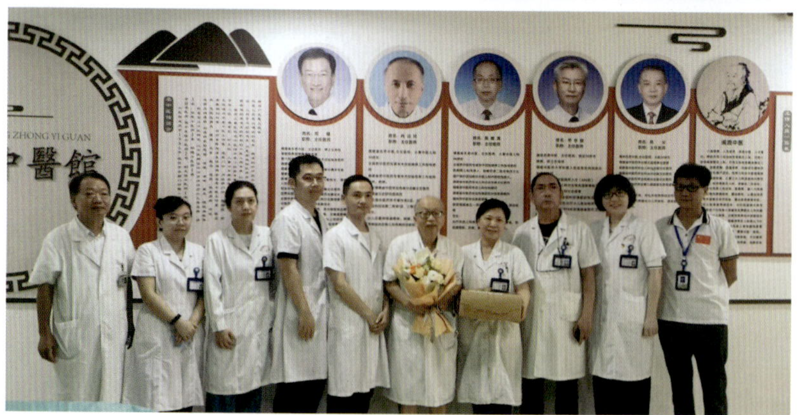

2022 年陈辉清与学术经验传承工作室成员欢度医师节